「一生よく見える目」を
手に入れる

白内障手術

医学博士 市川一夫

Lifelong Vision
granted by
the Cataract Surgery

幻冬舎MC

「一生よく見える目」を手に入れる
白内障手術

はじめに

「以前は見えていた新聞の字が読めなくなった」
「自動車のヘッドライトがまぶしくて、夜間の運転ができなくなった」
「白内障手術をして、眼鏡なしで遠くまでものが見えるようになりたい」……。

私のクリニックには、白内障のトラブルを抱え、手術を希望する患者が駆け込んできます。

白内障手術は、濁った水晶体を除去して眼内レンズを装着するものであり、〝簡単で安全な手術〟として知られています。近年は日帰りでの治療が可能になったこともあり、国内の手術件数は年間120万件を超えています。最近は1年間に生まれる子どもの数が100万人を切っていますから、白内障手術は生まれてくる子どもの数よりも多く行われているという計算になるのです。

しかし、それほどポピュラーな手術にもかかわらず、誰もがその結果に十分に満足しているとはいえない現実があるのをご存じでしょうか。

たとえば、ごく一般的な白内障手術を受けた場合でも、その人の日常生活と眼内レンズの種類や焦点があっていなければ、手術前より見えにくくなることも少なくありません。

最近では、レーザーを使った最新の白内障手術を売りにしているクリニックも目立つようになっています。また手術で用いる眼内レンズも多種多様になり、近くも遠くも見える「多焦点レンズ」、乱視が矯正できる「トーリックレンズ」など、より高機能な製品が続々と登場しています。しかし、最新の手術法や高機能な眼内レンズを選んだつもりでも、思ったような視力を得られず、不便さやわずらわしさを我慢して生活している人たちも実は多いのです。

多くの人が「よく見える」ようになることを期待して手術をするのに、そのような不調を抱え続けることになるのであれば、何のための治療なのか分かりません。

私は眼科医として40年以上のキャリアをもち、特に白内障術者として年間3000眼以上の手術を手がけてきました。国内だけに留まらず、モンゴルや中国など海外でも執刀を行い、これまでの累計執刀数は8万眼をゆうに超えています。

さらに使用する眼内レンズの性能向上や、検査・手術で使用する最先端の医療技術の導入などにも積極的に関わってきました。

その経験からいえることは、ただ「医師におまかせ」でなんとなく白内障手術を受けるだけでは、決して満足のいく結果は得られない、ということです。

一口に白内障といっても、症状の進行度や近視、遠視、乱視といった目の状態は人それぞれ異なります。そのため、いつどのように治療を進めるか、どのような手術法や眼内レンズが最適かといった〝正解〟は、患者一人ひとりですべて違います。

また、そもそも自分の生活スタイルや目の使い方にあった「よく見える目」がどういうものかは、患者自身にしか判断ができません。

だからこそ正しい知識を持って、眼科医と相談しながら、最適な手術法や眼内レンズなどを自ら選びとっていかなければ、自分の望む視力をとり戻すことはできないのです。

そのために本書では、ものが「よく見える」とはどういうことかや人間の目のしくみをはじめ、白内障手術の基礎知識、信頼できる執刀医の選び方、ライフスタイルにあった眼内レンズの選び方などを詳しく解説していきたいと思います。さらに白内障手術をした後も、ずっとよい状態を維持するためのケア・検診についても述べていきます。

本書で紹介した知識をもって治療に臨めば、80代、90代であっても「クリアで快適な視力をとり戻す」ことが夢物語ではなくなります。

今は、人生100年といわれる時代です。

これからは年を重ねた人も、仕事や家庭、地域社会で力を発揮することがいっそう求められる時代です。「白内障で見えづらいから」と自信を失ったり、やりたいことをあきらめたりする必要はありません。

この先も年齢に関係なく、生き生きと人生を楽しんでいただくためにも、本書が「一生よく見える目」を手に入れるための一助となれば、著者としてこれに勝る幸せはありません。

「一生よく見える目」を手に入れる白内障手術　目次

第2章

手術後の見え方は医師の腕、手術法、レンズ選びで決まる

知っておきたい白内障手術の基礎知識

第3章

近視や乱視も改善。

「一生よく見える目」を手に入れる白内障手術

第4章

アウトドアを楽しみたい、インドアでのんびりしたい、まだまだ現役で働きたい……

ライフスタイル別レンズの選び方

第5章 生涯クリアな視界を維持する術後のケア

第6章 自分にあった「最適な治療とケア」で、クリアな視界を手に入れた患者たち

第 1 章

80歳を過ぎると発症率ほぼ100%！

加齢によって起こる「白内障」

加齢とともに避けられない疾患「白内障」

人が「自分も年をとったなあ」と感じることはいろいろありますが、一番はじめに加齢を実感するのは「目の衰え」からではないでしょうか。

40代頃から多くの人に現れはじめるのが老視、いわゆる老眼です。

この年代から目のピントがあいにくい、手もとの本やスマートフォンの文字が読みづらい、目のかすみや疲れが強い、といった症状に悩む人が急増します。本書の読者の皆さんも、老眼鏡がないと本や新聞が読めない、前から使っていた眼鏡を遠近両用に変えた、かすみ目の目薬を常用している、という人も少なくないことと思います。

そうした老眼の陰で、気づかない間に少しずつ進行する症状があります。それが「白内障」です。

白内障になると「ものがぼやけて見える」「強い光がまぶしくてしかたない」といった自覚症状が現れます。

ただ、これまで老眼による見えづらさに〝慣れて〟しまっていると、「ものが見えづらくなってきたな、老眼が進んだのかな」と思い、気づかずに放置してしまいがちです。しかしそのままにしていると、さらに症状が進み、たとえ治療をしても視力が戻らず手遅れになるため、気をつけなくてはなりません。

白内障の原因でもっとも多いのは、なんといっても「加齢」です。

白内障には生まれながらのもの（先天性白内障）と、もともとよく見えていた目に、なんらかの理由で白内障を発症するもの（後天性白内障）がありますが、後者の白内障の9割を占めるのが、加齢が原因で起こるものです。

早い人では40代から症状がはじまり、50代で約半数、60代で約7割、70代で約8割、80代ではすべての人に初期の白内障がみられます。進行した白内障を抱える人は60代で約3割、70代で6割、80代では8割にも上ります。

人によって進行の速さや症状の程度には差がありますが、年をとってくれば、白内障はほぼすべての人がかかる疾患ということになるのです。

白内障は多くの場合、ゆっくりと進行します。そのため自分では変化に気づきにくいこともあるのですが、白内障の見え方にはいくつかの特徴があります。

老眼の場合、手元の近い部分にピントがあわなくなりますが、白内障の場合はものがぼやけたり、かすんだりと視界全体に支障が生じます。全体にもやがかかったような感じがするのが特徴で、老眼鏡を使っても見え方が変わらない時は、白内障の疑いが強くなります。

また白内障の目は光を通しにくいので、暗いところや夕暮れ時などはより見えづらくなり、視力低下を強く感じます。一方、夜間の車のライトなどの強い光も目の中で乱反射してしまい、まぶしく見える人が多いのです。

白内障が進むと色の見え方が変わってくるのも特徴で、50円玉と5円玉とを見間違える、紺色の靴下と黒い靴下の区別がつかない、ということもよくあります。

「気のせいだろう」「年だから」とやりすごしていたら、実は白内障だった……というケースがあるのです。

白内障の見え方・症状

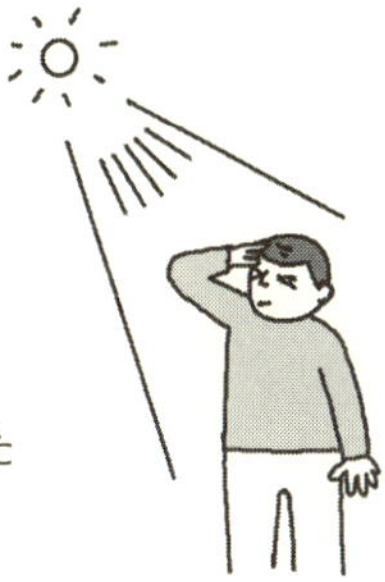

- ものがぼやけて見える、かすむ
- ものが二重、三重に見える
- 使っていた眼鏡があわなくなった
- 暗い場所でものが見えにくくなった
- 視力が急に低下した
- 強い日差しや夜間の車のライトをまぶしく感じる
- 色を見間違える、色の感じ方が人と違う

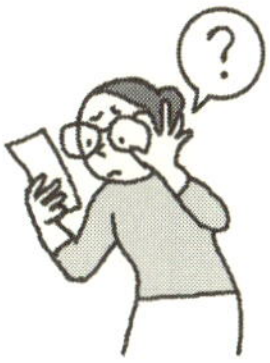

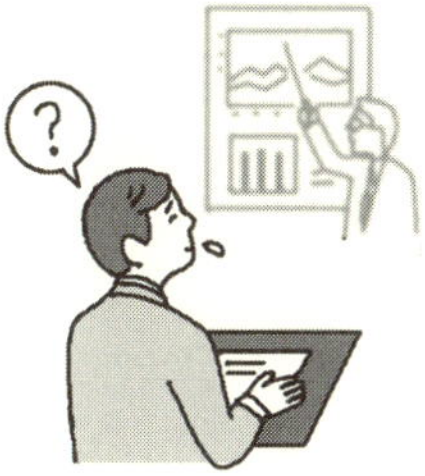

ものが見えるしくみとは

それでは白内障は、どのように起こるのでしょうか。

それを詳しく説明する前に、私たちが普段どうやってものを見ているのか、人間の目の構造やものが見えるしくみについて知っておく必要があります。

人間の眼球は、次の図のような構造をしています。

多くの人の眼球は、直径2・3〜2・4㎝の球体で、ピンポン玉より少し小さいくらいのサイズです。目が大きく見える人でも小さく見える人でも、この眼球のサイズはほぼ変わりません。

黒目の表面を覆っているのが、厚さ0・5㎜ほどの半球状の膜「角膜《かくまく》」です。この下には瞳の茶色い部分「虹彩《こうさい》」があり、目に入る光の量を調節しています。その奥に

目の構造

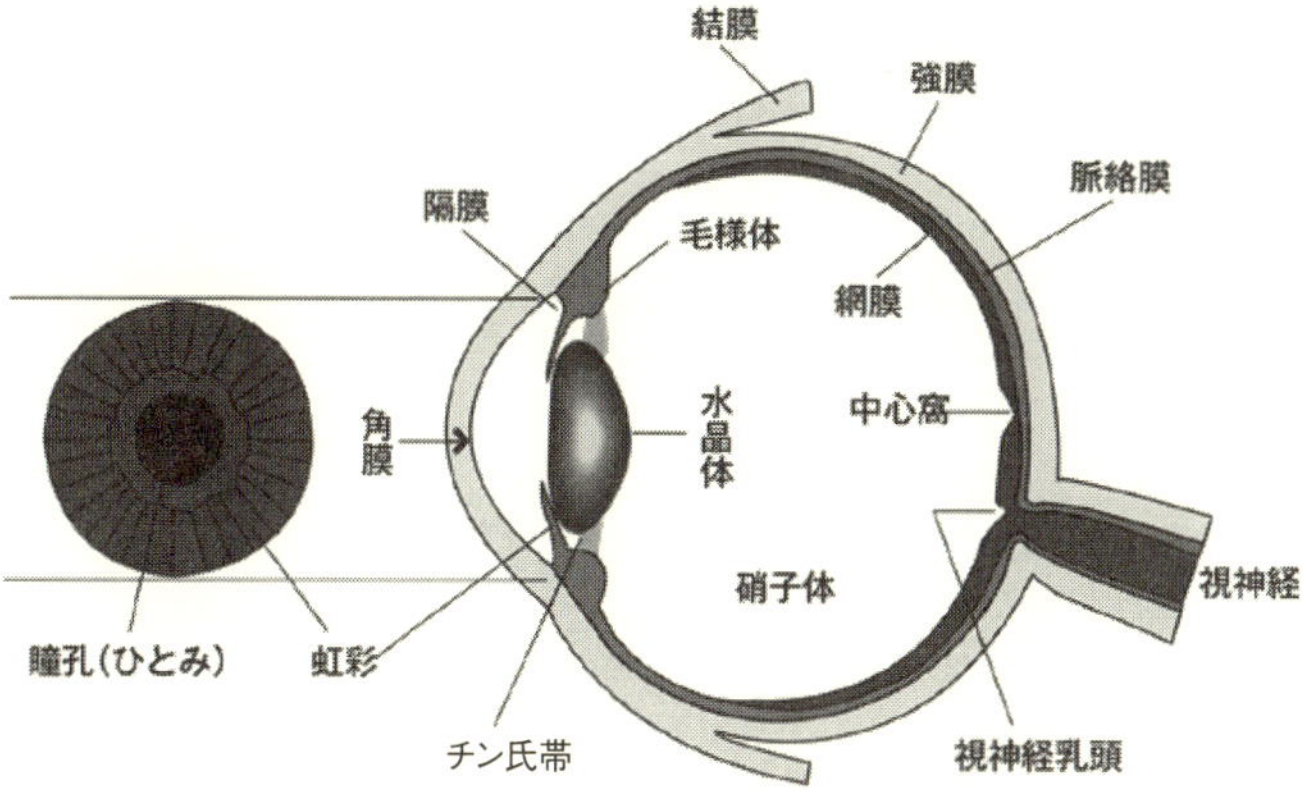

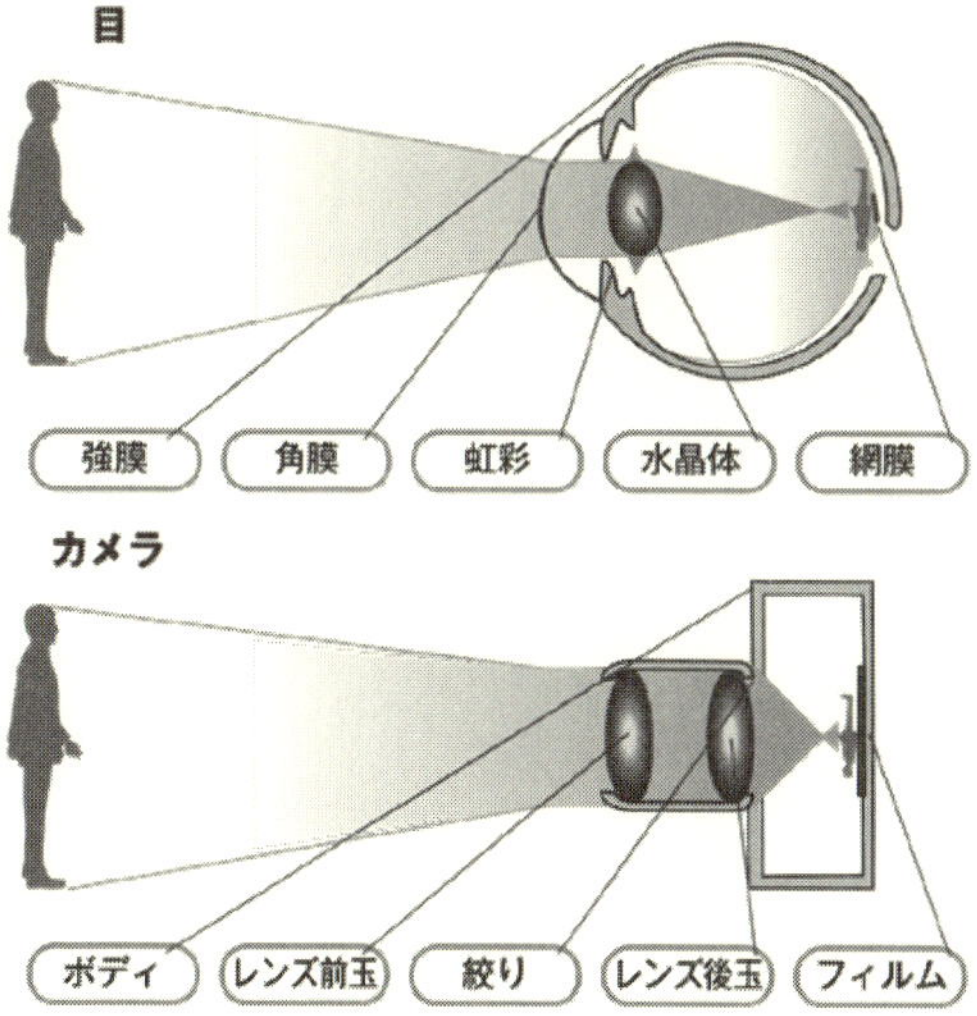

人の目はカメラと似ている

あるのが、断面がラグビーボールのような形をした「水晶体」です。

水晶体を支えるのが「毛様体《もうようたい》」という筋肉と、その間をつなぐ「チン氏帯」と呼ばれる糸状の組織です。この毛様体筋が縮んだりゆるんだりすることで水晶体は厚さを調節しています。

水晶体の後ろの空間は、透明なゼリー状の物質「硝子体《しょうしたい》」で満たされており、眼球の内側の壁が「網膜《もうまく》」と呼ばれる部分で、視神経とつながっています。


一般に、人の目はカメラにたとえられます。

カメラのレンズ（角膜と水晶体）を通して、入ってきた光がフィルム（網膜）に映し出され、網膜上にひとつの点として映った時、私たちは「ものがはっきり見える」と認識することができます。これが、ピントがあっているという状態です。

若い時は、多くの人はどこを見ても「ものがはっきり見える」状態にあります。これは、どこでも見たいところに自在にピントがあうということですが、このとき重要な働きをしているのが、カメラのレンズにあたる水晶体です。

近くを見るときは、水晶体は厚くなって屈折を大きくして、近くのものにピントを

人間の目の構造・ものが見える仕組み

■ **正常**

焦点が網膜上にあう

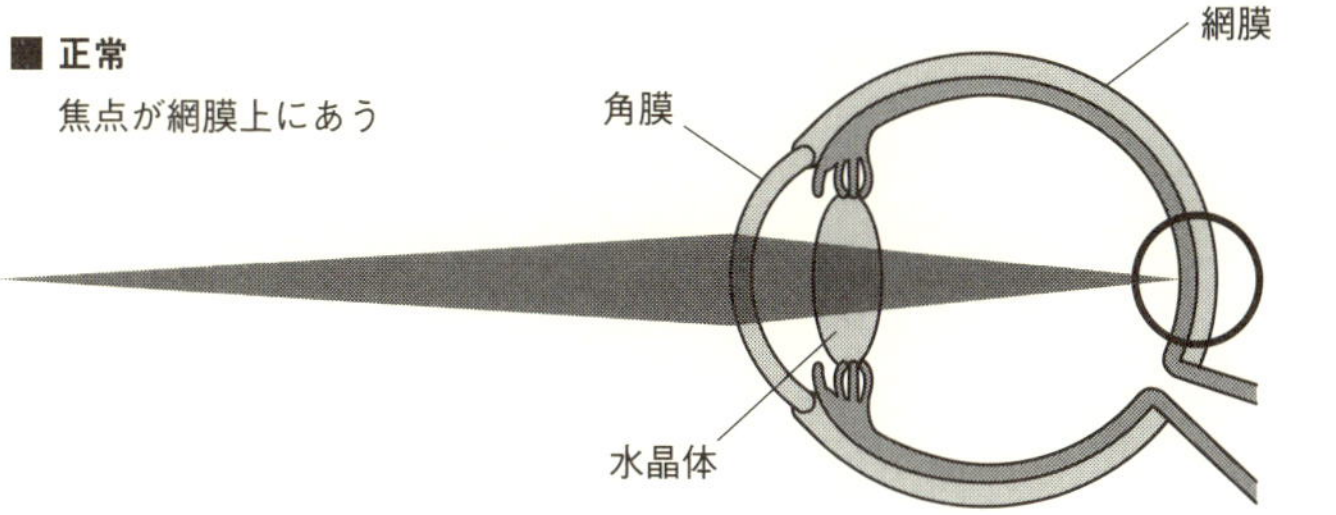

■ **近視**

焦点が近すぎて
遠くのものが見えづらい

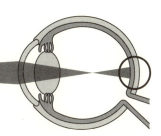

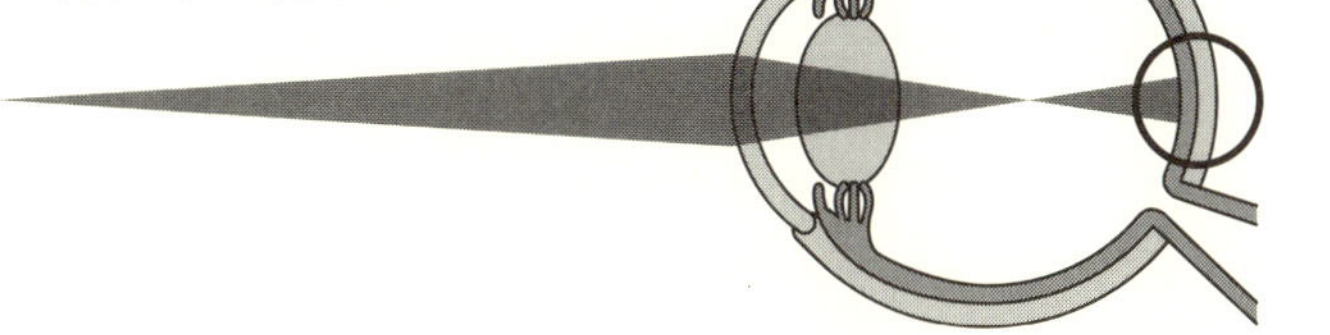

■ **遠視**

焦点が遠すぎて
近くのものが見えづらい

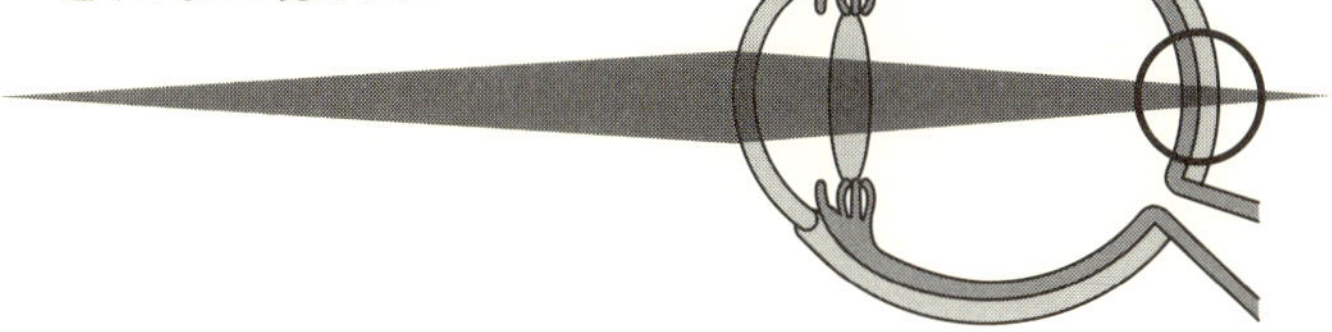

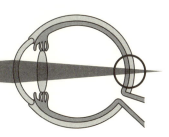

あわせます。反対に遠くを見るときには、水晶体を薄くして屈折を変え、遠くにピントをあわせています。この水晶体のピント調節力があるからこそ、若い時には遠くの看板も手元の本の文字も、すべてクリアに見ることができるのです。

生まれたての子どもの水晶体は、ごく薄い黄色でみずみずしく、ゴムのような弾力があります。しかし年齢を重ねるにつれて水分が失われ、弾力を失って硬くなり、徐々に厚さを調節する機能が低下してきます。

そうすると、近くを見たいときにも水晶体が十分な厚さにならず、ピントがぼやけるようになります。これが、老眼が起こるしくみです。

さらに年齢を重ねると、水晶体を構成するタンパク質の変性が進み、水晶体が硬くなるとともに濁った状態になります。こうして起こるのが白内障です。

一度変性がはじまったタンパク質はもとに戻ることはなく、徐々に濁りが進行し、水晶体自体の色も薄い黄色から濃い黄色、褐色へと変わっていきます。水晶体が着色してくると色の見え方も変わり、特に青色系が見えづらくなります。

ピント調整のしくみ

■ 通常の目

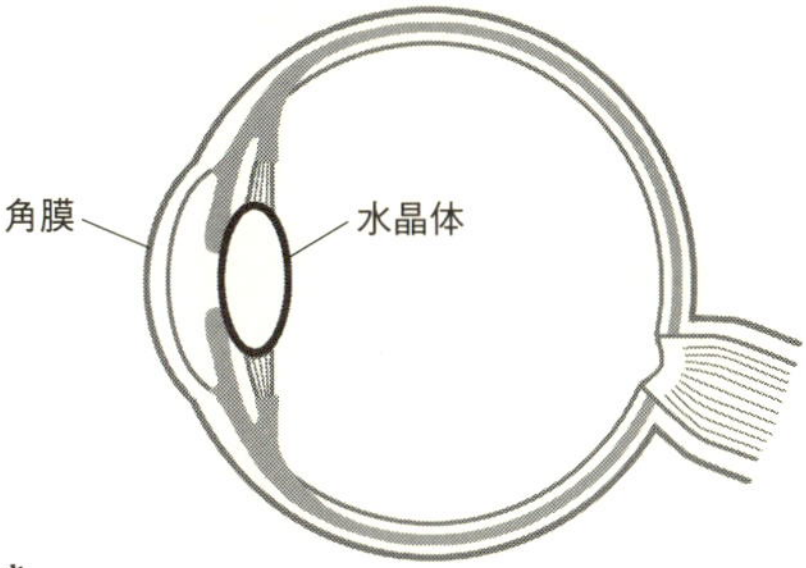

■ 遠くを見るとき

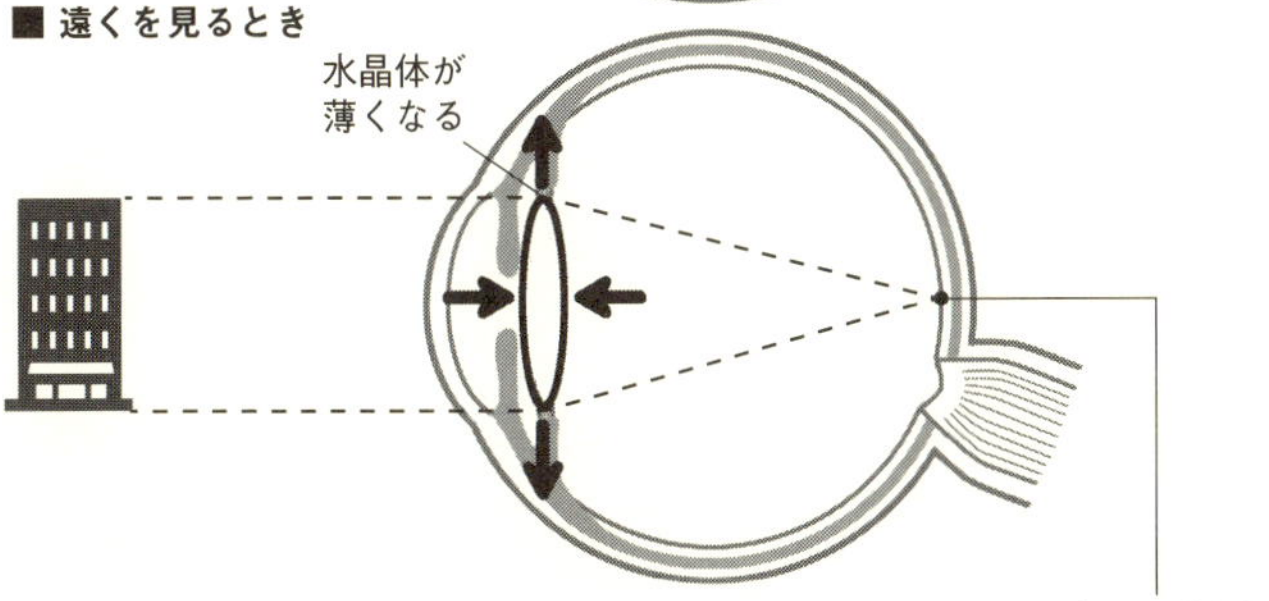

■ 近くを見るとき

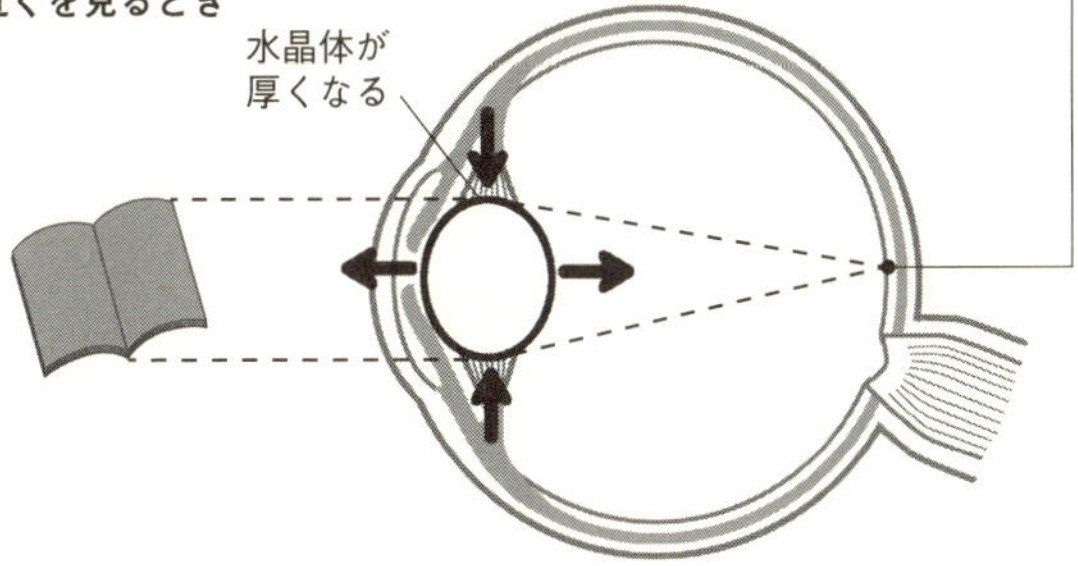

加齢による水晶体の着色

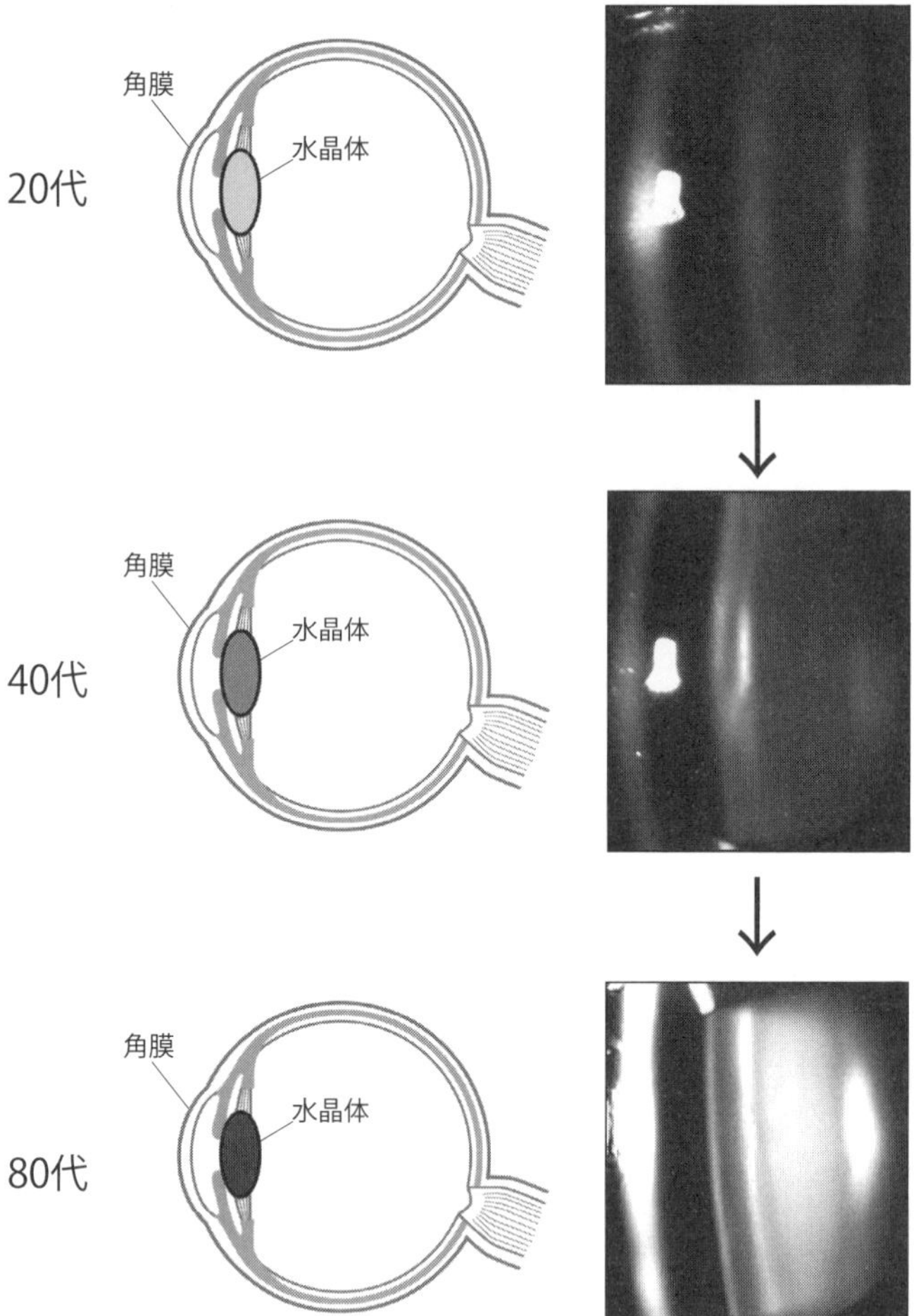

失明や命の危険を招くこともある

白内障は年をとれば誰でもなる病気、いわば老化現象のようなものです。しかしだからといって、そのままずっと放置していいわけではありません。

白内障は、放っておくと確実に進行していきます。ときには白内障によって眼圧が高くなり、視野が欠ける「緑内障」につながる例もあります。緑内障は失明のリスクを伴う怖い病気で、わが国での中途失明原因の第1位を占めています。

また白内障でも症状が悪化すれば、視力が徐々に失われて生活の質（QOL：Quality Of Life）が大きく低下します。

これは、ものが見えにくくて不便というだけに留まりません。夕暮れに周囲の視野が見えにくい、夜間の運転でライトがまぶしくて見えないといったことがあれば、事故につながりかねません。ほかにも青色が見えづらいと、台所のコンロの青い炎が見えずに衣類に火が燃え移ってしまう「着衣着火」を起こす恐れもあります。白内障が原因となって、思わぬ事故を招いてしまうこともあるということです。

そうでなくても適切な時期を逃すと、いざ治療をするときになって治療がむずかしくなってしまう例もあります。「年だからしかたがない」と放置するのでなく、きちんと対策を考えていくことが重要です。

また白内障は「お年寄りだけがかかる病気」とも限りません。後天性白内障の中には病気やけがなど、他の要因で起こってくるものもあります。

たとえば、糖尿病の人は水晶体内にソルビトールという糖が沈着し、白内障発症の頻度が高くなります。アトピー性皮膚炎がある人も、白内障を多く発症することが知られているほか、ぶどう膜炎などの炎症から白内障に進むこともあります（併発白内障／続発性白内障）。

ほかに目にボールがぶつかった、目を強く打ったなどの外傷で水晶体が傷ついたときも、白内障を引き起こします（外傷性白内障）。重症のアレルギーなどの治療に使

コンロの火に注意！

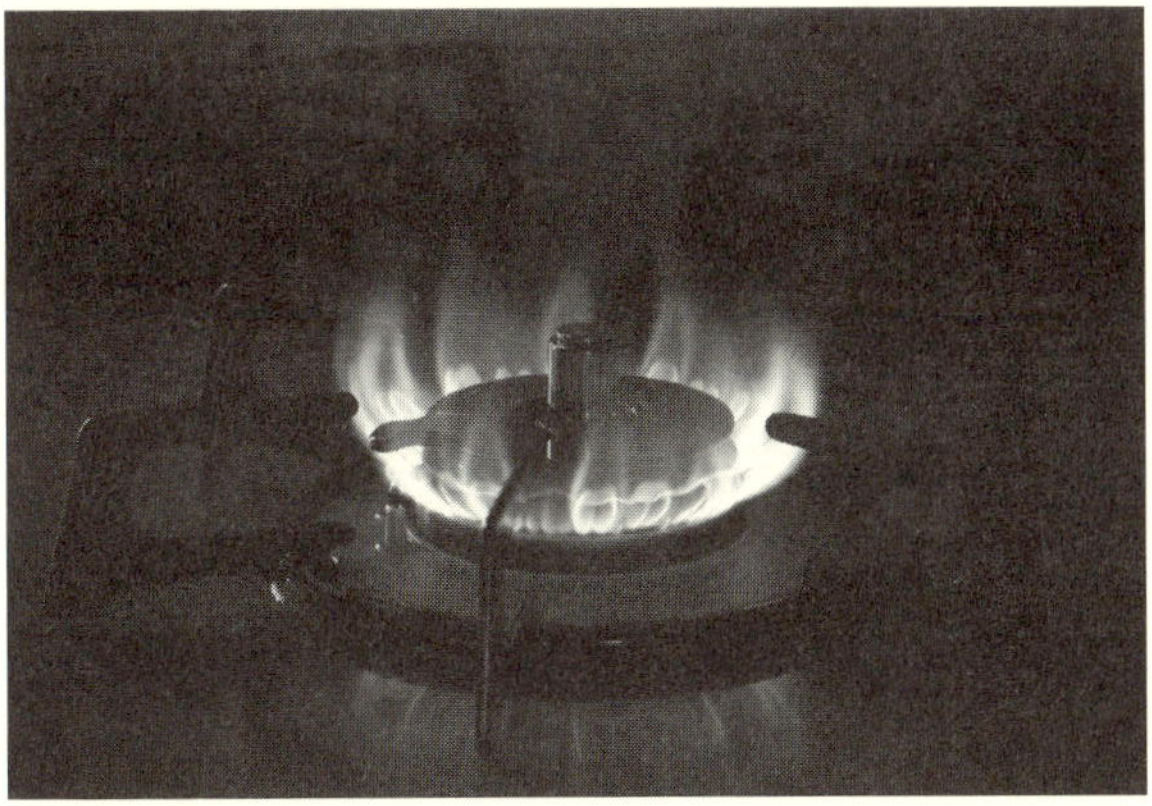

通常のコンロの火

↓

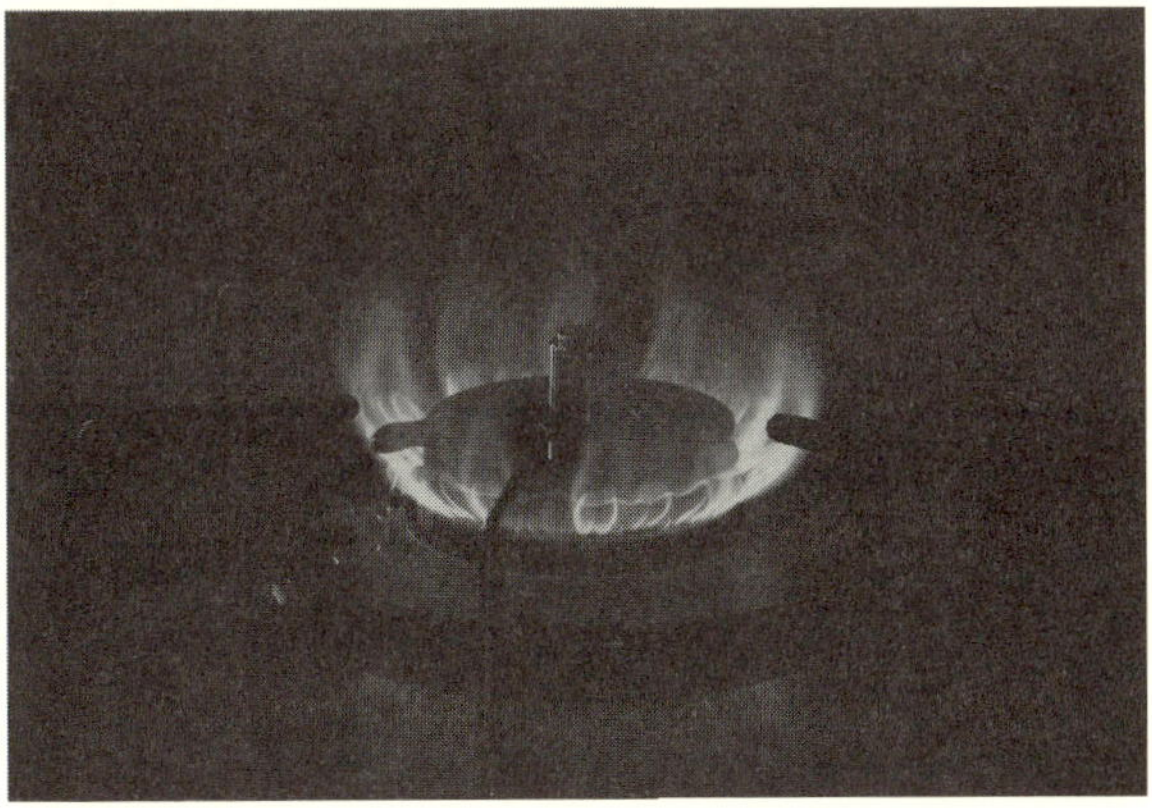

80歳の見え方。コンロの火がひと回り小さく見え、ケガや事故のもとに。

われるステロイド剤を長期に使用したり、加齢性黄斑変性の治療で行われる眼内注射を繰り返すと、白内障が進むといわれています（薬剤性白内障）。

こうしたケースに該当する人は、年齢にかかわらず白内障が起こる可能性があるので、注意して経過をみていく必要があるでしょう。

白内障を治す唯一の方法は「白内障手術」

高齢社会の日本では多くの人が経験する白内障ですが、現在のところ、白内障を薬で治すことはできません。

本書を手にされている方の中にも、何年も前から眼科に通い、目薬を使っているという人も少なくないと思いますが、白内障の初期段階で日常生活にそれほど支障がないときには、点眼薬の処方や生活指導が行われ、経過観察となります。

白内障のメカニズムと治療

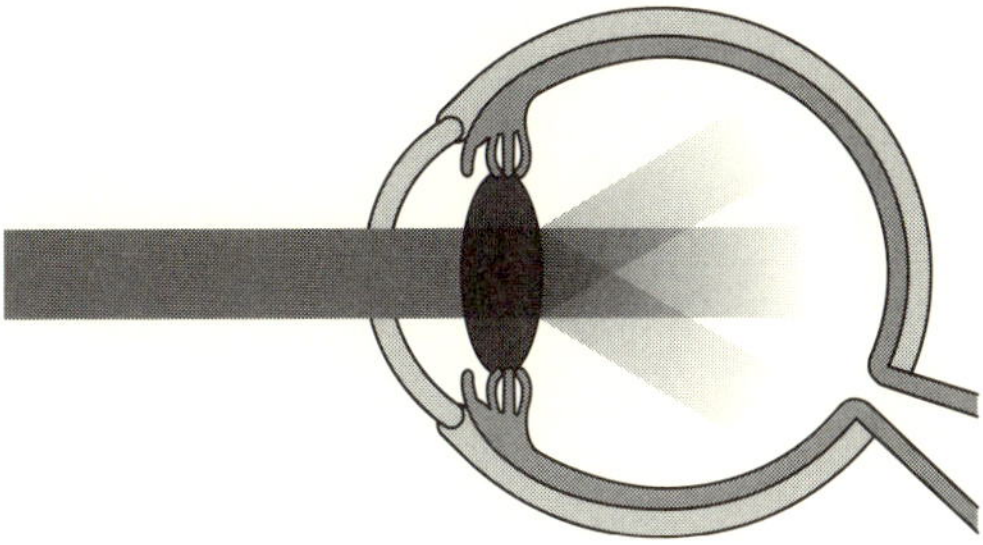

水晶体が濁ってものが見えづらくなる

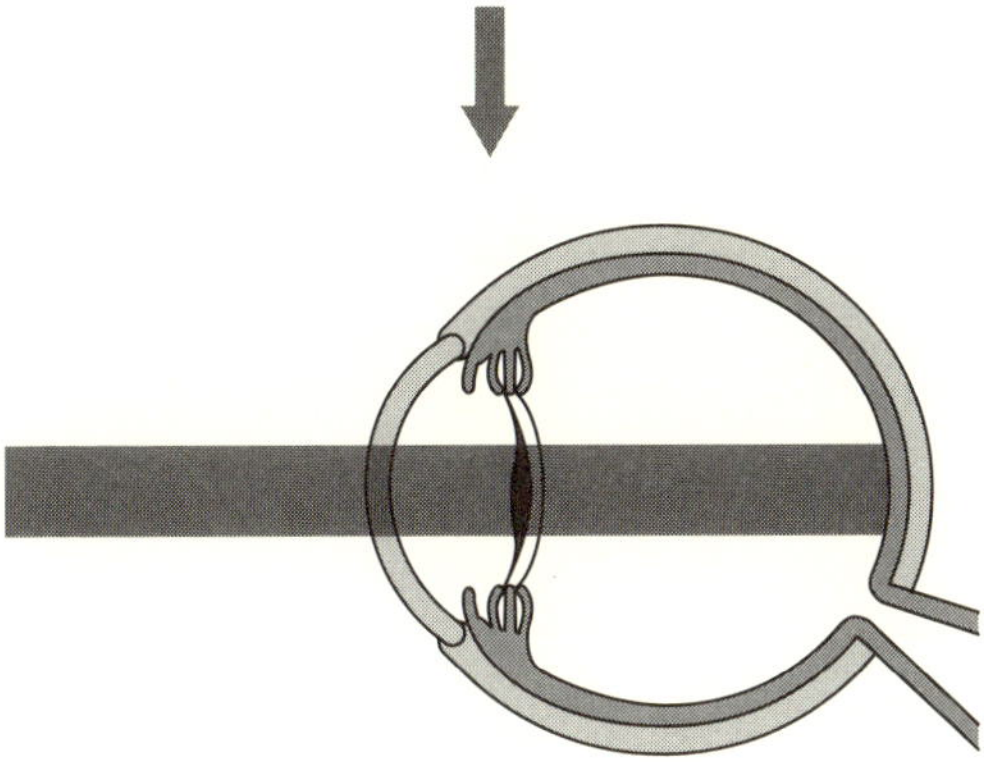

濁った水晶体をとり除き、光が目の奥まで届くようにする

点眼薬でよく使われるのは「ピレノキシン」や「グルタチオン」です。ピレノキシンは、水晶体のタンパク質の変性を抑える働きがあります。グルタチオンは水晶体に多く含まれるアミノ酸で、加齢とともに減ったアミノ酸を補うために用います。

ときおり、「目薬をずっと差しているのに、ちっとも目がよくならない」と訴える人がいますが、こうした目薬は「白内障が進むのを緩やかにする」作用を持つものです。長く点眼を続けていても、残念ながら、白内障の進行を完全に止めることはできません。


一方の生活指導では、遮光眼鏡の使用やバランスのよい食事などが指導されます。まず遮光眼鏡を勧める理由は、白内障を進める要因のひとつに、太陽光の紫外線があるからです。

地上に届く紫外線には、A波とB波があります。このうちB波は肌に日焼けなどのダメージを起こすだけでなく、水晶体のタンパク質を傷め、白内障を引き起こします。そのため長時間屋外で過ごすときなどは、白内障の進行抑制のため、UVカットの眼鏡やサングラス（遮光眼鏡）、つばの広い帽子などを身につけ、目の紫外線カットを心がけるとよいでしょう。

余談ですが、私は海外でも白内障治療を行っていますが、モンゴルなどの高緯度地域とインドネシアなどの東南アジア諸国を比べると、紫外線の強い東南アジアのほうが、白内障が早く進む傾向があることがわかります。

また食生活や喫煙などの習慣を見直すことも、白内障の予防や進行を遅くするという点では、一定の意義があります。偏った食生活や喫煙、アルコールの飲みすぎなど、一般に体の老化を進めるといわれる生活習慣は、白内障の発症・進行を早めると考えられるからです。


しかし、こうした点眼薬や生活習慣改善では、「濁ってしまった水晶体の状態を改善する」という根本治療は望めません。

白内障を根本的に治療するには、濁って硬くなった水晶体を人工の眼内レンズに置き換える「白内障手術」が、唯一の有効な方法なのです。

第 2 章

手術後の見え方は医師の腕、手術法、
レンズ選びで決まる

知っておきたい
白内障手術の
基礎知識

白内障手術の「成功」は人によって違う

現在、白内障の手術は日本で数多く行われています。1990年代後半に年間60万眼前後だった手術件数は、社会の高齢化とともに増え続け、今や倍以上の120万眼を超えています。おそらく読者の皆さんも、「同年配の人が、白内障の手術をしたらしい」とか、「親が白内障手術を受けた」といった話を耳にすることも多いことと思います。

また白内障手術はとても安全性が高く、「術前よりもよく見えるようになった」という意味での手術の成功率は、一般的に95%以上といわれています。今は「たくさんの人が受けている手軽で安全な手術」というイメージをもつ人も増えているかもしれません。

しかし、手術の安全性が高いからといって、誰もが手術の結果に十分に満足しているかというと、必ずしもそうとはいえません。実際に、手術は問題なく終わったのに「不満」ということが起こり得るのが、白内障手術です。

なぜなら、骨折の治療といったほかの外科手術では、医師が目で見て手術の成否を判断できますが、白内障の場合は周囲の人が客観的に良し悪しを判断することができません。見え方は本人にしか分からないため、患者本人が術前と比べて「見えやすくなった」と思えるかどうかにかかっているからです。

しかも、人によって「どのように見えるようになりたいか」というのはそれぞれ違います。車の運転をする人、読書やパソコン作業が多い人、遠くも近くも見えるようになりたい人、眼鏡をかけずに生活したい人……などさまざまです。

そのため、もとの視力がよかった患者の場合、「手術をしたのに、見たかったところがあまりはっきり見えない」と不満を感じることも少なくありません。

本来、手術によって希望の見え方を実現するには、その人のライフスタイルや術前の視力、目の使い方などをふまえて、手術後にどういう改善が可能なのかを、医師がきちんと説明できなければなりません。さらにそれを精度高く手術に反映させるためには、執刀医の経験や技術もかかわってきます。

また白内障手術の後に「こんなはずではなかった」となるケースには、手術法や眼内レンズ選択のミスマッチもあります。

先に白内障手術は白内障の根本治療といいましたが、誤解しないでいただきたいのが、手術をすれば若いときの目と同じように、どこでも自在によく見えるようになるわけではないということです。

白内障手術は、濁って硬くなった水晶体を眼内レンズに置き換えるものですが、現在のところ、人間の水晶体と同じように自然に厚みを調整し、見たいものにピントをあわせられる眼内レンズは存在しません。どんなに最新鋭の機器で手術をしても、どんなにいいレンズを入れても、ピント調節機能を取り戻すことはできないのです。

最近では機械を使った白内障手術や、「どこでもよく見える」とうたった高機能の眼内レンズも増えています。そうした手術は保険適用ではなく費用も高額になりますが「お金をかけてもよく見える目になりたい」とそれらを選ぶ人も徐々に増えてきています。

水晶体と眼内レンズの違い

■ 水晶体がある場合

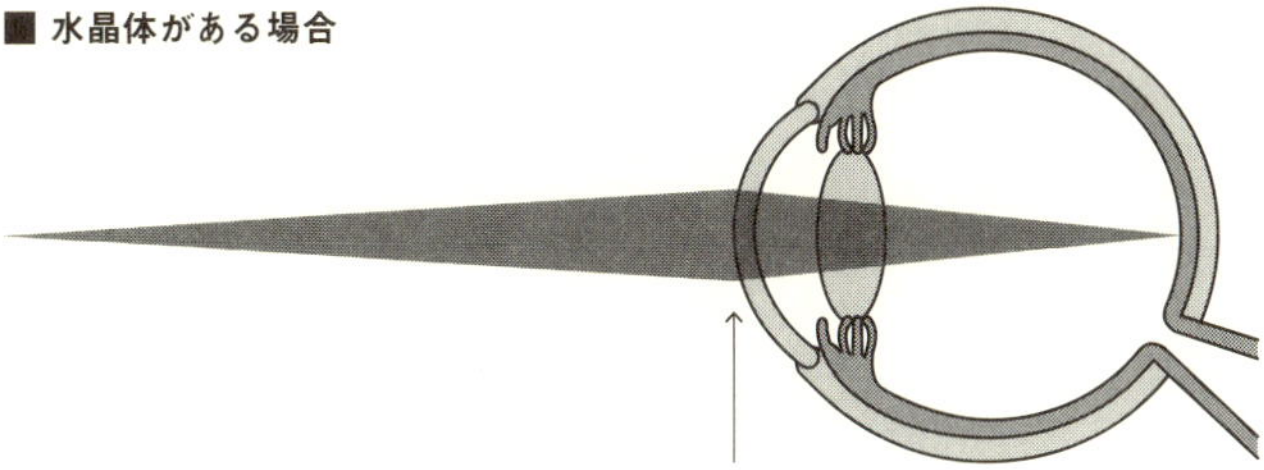

水晶体がカメラのレンズのように
ピントをあわせる役割をする

■ 水晶体がない場合

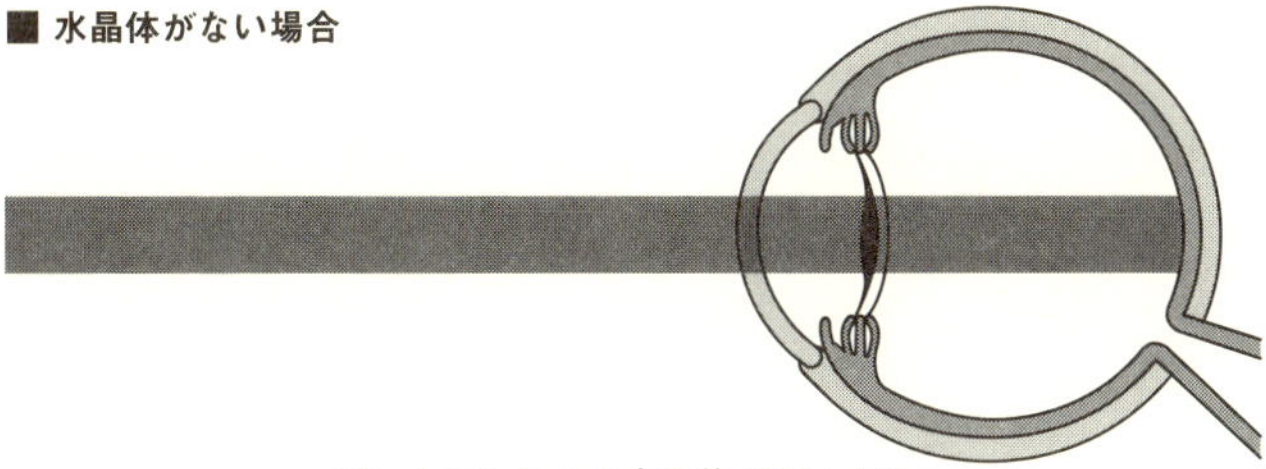

ピントをあわせる水晶体がないため、
眼内レンズが水晶体の代わりをする

しかしここ数年で、機械による白内障手術にも一長一短があることがわかってきましたし、眼内レンズは視力矯正器具のひとつですから、どの製品にもそれぞれのメリット・デメリットがあります。

そのことをよく理解したうえで選ばなければ、「せっかくお金をかけたのに、思ったような見え方にならない」と不満だけが残ることになってしまいます。

白内障手術成功のポイントは3つ

それでは、どうすれば白内障手術で「自分にとっての成功」を手に入れられるのでしょうか。私の経験からいうと、白内障手術の成否をわけるポイントは、大きく3つ挙げられます。

ひとつ目は、ずばり「医師の腕」です。

一般的に、白内障手術を行う医師は全員、一定水準以上の技術を持っているものと思われています。特に日本には国民皆保険制度があり、保険診療の白内障手術であれば、原則どこの施設で手術を受けても手術にかかる費用は同じですし、保険制度で定められた標準的な治療が受けられることになっています。

しかし実際のところ、白内障手術を手がける眼科医の中にも、技術格差が少なからずあります。人間の目は実に精巧なしくみでものを見ています。そのため、手技の巧拙によって生まれるほんの小さなズレ――たとえば傷口の大きさの1ミリの差や、傷口の形状の少しの差が、術後の見え方や眼の状態に大きく影響することも少なくないのです。

また、患者のライフスタイルや希望にあった見え方を実現するには、眼内レンズのピントをどこに、どのようにあわせるかが非常に重要になります。このとき欠かせないのが眼内レンズの「屈折」についての理解です。眼内レンズは人の目とは異なるしくみでピントを作っているため、執刀医がこの屈折について十分な知識があるかどうかが、術後の満足度に大きくかかわってきます。私の経験では、白内障手術のことは習熟していても、屈折についてよく理解していない眼科医も意外に少なくないと感じています。

さらに従来、よく使われてきた一般的な眼内レンズは、近視や遠視の矯正はできても、乱視の矯正はできません。そのため乱視の強い人が通常の白内障手術をすると、乱視による見えづらさが残ってしまうケースがあります。

そのような場合、かつては眼鏡をかけて矯正をするか、角膜を外科的に矯正するしか方法がありませんでしたが、現在は乱視の矯正ができる眼内レンズも出てきています。そうした選択肢を示してくれるか否かも、医師の腕を示す指標のひとつといっていいでしょう。

そして、手術の成否を分ける要素の2つ目が「手術法」です。

白内障手術に用いる医療機器や検査機器は、この十数年の間に大変なスピードで進化しています。そうした最新の情報・技術をきちんととり入れているか否かでも当然、手術の精度は大きく変わってきます。

後で詳しく説明しますが、現在の白内障手術は「超音波乳《にゅう》化《か》吸《きゅう》引《いん》術」という方法がほとんどを占めています。専用の機器を使って執刀医が顕微鏡下で手術を行うもので、手術時間も、通常の症例では10分ほどと短く、体への負担も少ない手術となっています。

それに対して最近、注目を集めるようになってきているのが、レーザーを使った機械による白内障手術です。レーザー白内障手術は、基本的に金属のメスを使用しません。かわりに、1000兆分の1秒という想像できないほどの短時間で光をあてて、角膜などの組織に直接触れることなく、その内側にある水晶体の前嚢を切開できるなど、体へのダメージを軽減できるメリットがあります。

ただし、レーザー白内障手術と熟練した術者による執刀とを比べた場合、すべてのケースでレーザーが優位ということではありません。特にここ数年でレーザー白内障手術の症例が増えてきたことで、レーザーによる手術の利点もある反面、その限界も明らかになってきています。

眼の組織が弱くなっているなど患者の眼の状態によっては、レーザーが最適ということもありますが、そういう一部の例を除けば、ベテランの術者のほうが手術の早さや正確さにおいて、レーザーを上回ることも多いのです。

特に現状では、超音波による手術は保険診療で行えますが、レーザー白内障手術は治療費が高額になります。費用に見あった結果を得られるのか、よく医師と話しあって手術法を選ぶ必要があります。

そして手術の成否を分ける要素の3つ目が「眼内レンズ選び」です。

十数年前まで、白内障手術でとり扱う眼内レンズのほとんどは、ピントが合う場所が1カ所の「単焦点レンズ」だけでしたが、現在の眼内レンズはずいぶん種類が豊富になっています。レンズの機能としても、見え方の質（Quality of Vision）の高さを追求した製品も数多く出てきています。

しかし日本国内で流通しているすべてのレンズの特徴を十分に把握している眼科医は、そう多くはありません。また手術を受ける病院・クリニックでとり扱っているレンズの種類が少なければ、その人に最適なレンズが選べない場合もあるので、注意が必要です。

また最近では、近くにも遠くにもピントがあってよく見えるという「多焦点眼内レンズ」や、海外の高機能眼内レンズの人気も高まってきています。

ただ、そうした高機能眼内レンズが誰の眼にもよいかというとそうではなく、それぞれにやはり特徴があります。白内障手術を数多く手がけてきた私が強調したいのは、どんなに高機能な眼内レンズでも、人間の正常な眼のしくみとは違うかたちで視力を出しているので、いい点もあれば、必ず悪い点（副作用）もあるということです。

そのことを大前提として、患者と医師が十分に話しあって希望の視力・見え方にあった眼内レンズを選ばなければ、望む結果は得られません。

患者が知識を身につけることが必要

白内障の手術を受けるうえで大切なのは、「医師にすべておまかせ」にしないことです。

白内障手術を検討する患者は多くが高齢ですし、また白内障によって目も見えづらくなっています。「細かいことはよく分からないから、医師にまかせたい」と思う気持ちもあるでしょう。

しかし繰り返しになりますが、白内障手術を行う眼科医の医療技術にも格差があります。なんとなくの流れで執刀医を決めてしまわず、ご家族に協力してもらうなどして信頼のおける医師を選ぶべきです。

また最近は、患者が白内障治療に求めるものも以前とは少し変わってきています。以前は、白内障によって暗くなっていた視野が明るくなり、ある程度見えやすくなればそれでよいという感覚が、医師にも患者にもあったように思います。

ですが最近は「せっかく治療をするなら、すっきりクリアな視界になりたい」「眼鏡を使わずによく見えるようになりたい」という要望も多くなっています。

患者の側からすれば当然の欲求ともいえますが、医師の側はその分、高度な技術を求められることになります。それに応えるべく技術を磨き、精度を上げる努力をしている医師と、そうでない医師や医療機関ではやはり結果にも差が出てきます。

また患者自身も、普段どのような生活をしていて、どんな見え方・視力を希望しているのかを、遠慮せずにしっかりと医師に伝えてください。あわせて眼内レンズの特徴やメリット・デメリットを医師によく説明してもらい、納得して選ぶようにすることも大切です。

それが「満足のいく、よく見える目」を獲得するための近道なのです。

「矯正視力0・5未満」になったら手術を検討

白内障手術に関して、おそらく多くの人が迷うのが「いつ手術をするか」という問題ではないでしょうか。

白内障を発症していても、まだ程度が軽い人では、進行を抑える点眼薬を使いながら経過観察を続けていることがよくあります。白内障は年を重ねるごとに徐々に進行していきますが、いずれ手術が必要と知っていても、「なんとなく怖さもあって先延ばしにしている」という人も多いかもしれません。

私自身は、手術に最適なタイミングを患者に尋ねられたときは「生活に不自由を感じたとき」と説明しています。自覚症状として特に生活に困っていないというときは、無理に手術をする必要はありません。

なかには「早く手術をしたほうがいい」とか、「老眼も治るから」といって白内障手術を急がせるケースもあるようですが、白内障が軽く、比較的目がよく見えていた人が手術で眼内レンズを入れると、かえって見えづらくなることもあります。白内障がある程度進んできて「困った」ことが出てきたら、手術を具体的に検討しましょう。

生活に不自由を感じる原因のひとつは、視力の低下です。そのため次のような数値もひとつの目安になります。

●車の運転をする人………矯正視力0・7未満

車を運転する人では、裸眼、もしくは眼鏡などで矯正した視力が0・7以上ないと免許の更新ができません。

●車の運転をしない人………矯正視力0・5未満

運転をしない人でも、眼鏡などで矯正をしても視力が0・5を下回るときは、手術の適応と考えましょう。

視力基準

手術のタイミング＝日常生活に困ったら

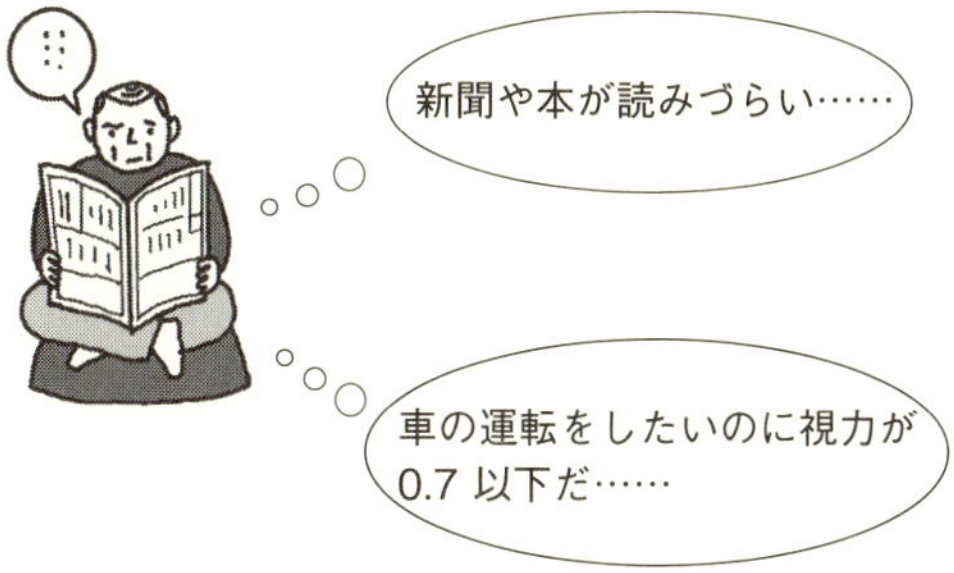
新聞や本が読みづらい……
車の運転をしたいのに視力が0.7 以下だ……

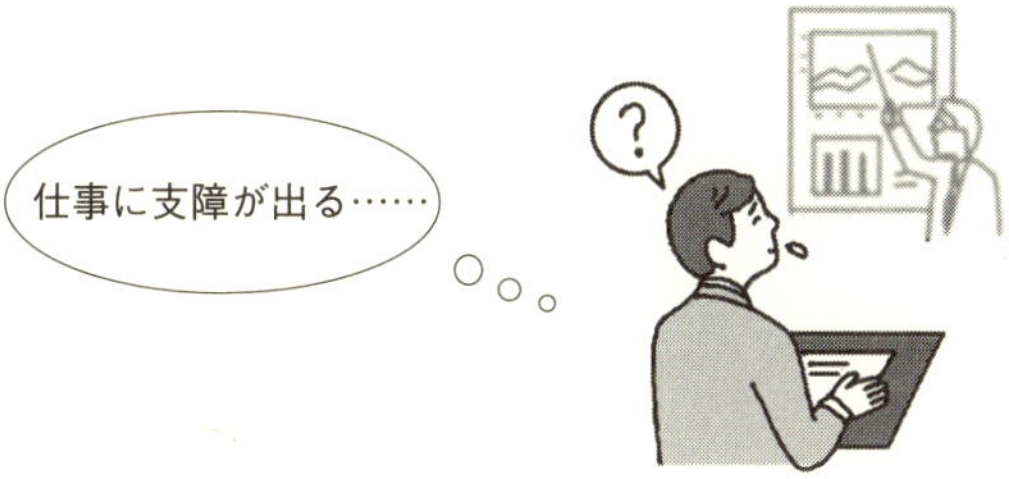
仕事に支障が出る……

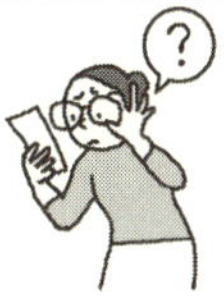

少し視力が落ちたと思っても、
特に生活で困ることがなければ
手術を無理に急ぐ必要はない

矯正視力が0・5未満というのは新聞の文字を読む限界の視力ですし、日常生活でも支障が増えてきます。転倒や事故などを起こす前に手術を検討しましょう。

ただし、視力は測るときの体調や、測定時の条件によっても変わってきます。1回測っただけの視力を過信しないことも大切です。

手術の「最適なタイミング」は人によって異なる

一方で、矯正視力は出ているけれど、「生活に不自由」が生じるという場合も、手術を受けたほうがよいでしょう。特に車の運転をする人では、白内障で日の光や対向車のライトがまぶしくて見えづらいといった状態は、大変危険です。

私は以前、市バスの運転手の方の白内障手術をしたことがあります。この方は40代で眼鏡での矯正視力は1・2。水晶体の1カ所が曇っているだけの軽度の白内障でしたが、時間帯によって逆光の日差しがまぶしく、信号や交通標識が見えづらいという

靴下、50円玉などの見え方

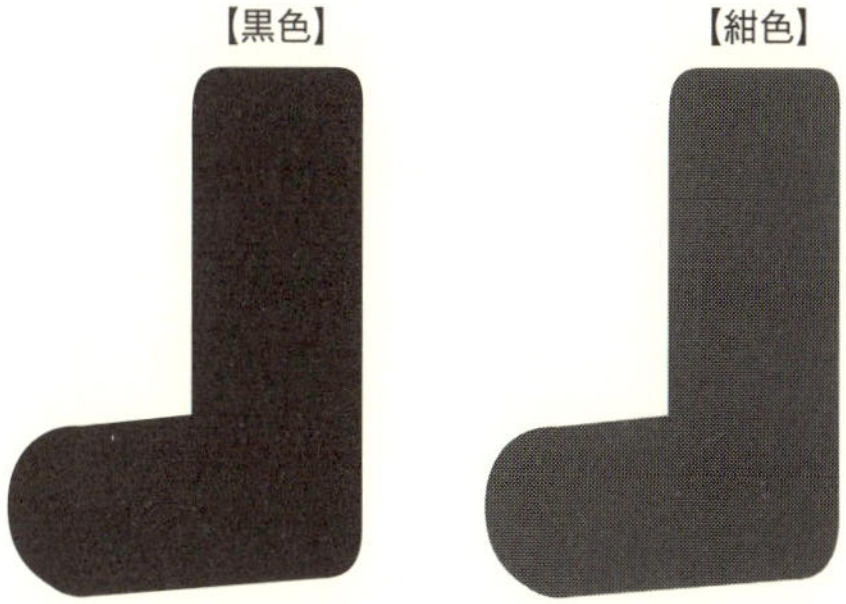

黒と紺の靴下の区別がつかない

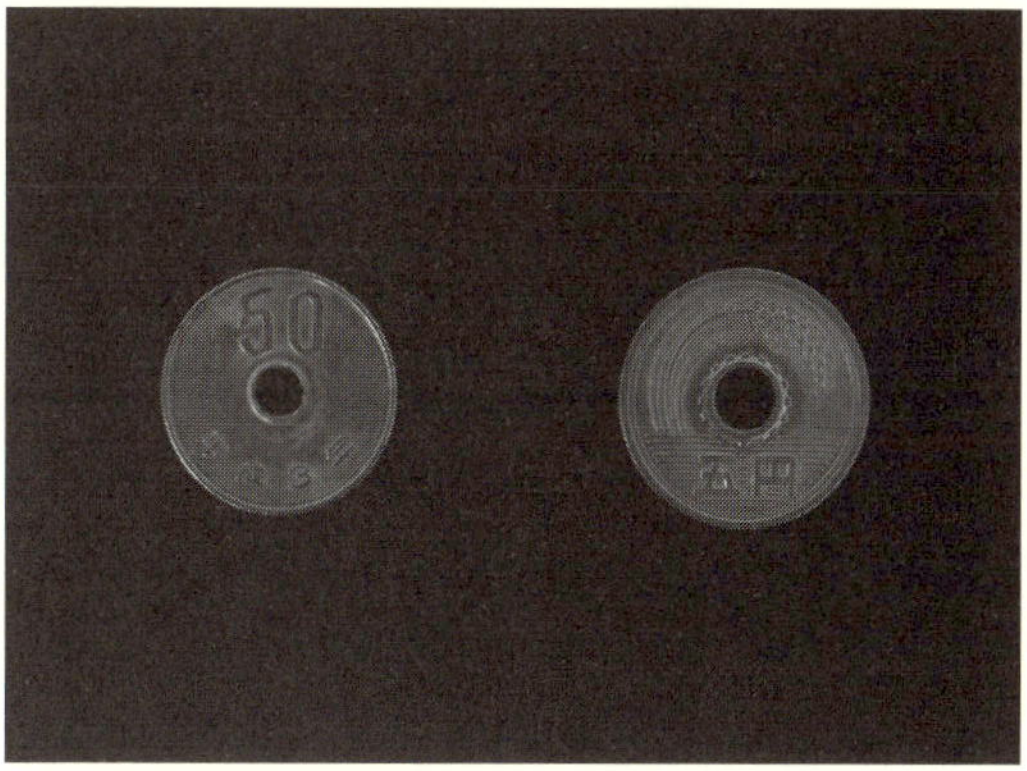

5円玉と50円玉の色も見分けがつかなくなる

ことで、手術を決断されました。
また白内障が進行すると、色の見え方も変わってきます。絵画や印刷、デザイン、インテリア関係など色にかかわる仕事をされている方も、色の見え方に影響が出ていないかチェックしながら、手術時期を考える必要があるでしょう。

ほかに老眼がかなり進んでいるけれど、仕事などの都合で眼鏡がかけられないという人や、不眠や抑うつ症状、高血圧や認知症がある白内障の人も、早めに手術を検討してください。手術によって改善できるケースがあります。

このように白内障の症状や進行度、生活に必要な視機能などは人によってそれぞれ異なります。必要があれば40～50代で手術をされる方もいますし、80代、90代になって手術を決意される方もいます。自分にとって最適なタイミングを見極め、手術に臨みましょう。

白内障治療の基本的な流れ

手術を受ける準備として、白内障治療のおおまかな流れを知っておきましょう。私たちのクリニックグループでは、白内障の治療は、基本的に次のように行われます。手術自体は「日帰り」が中心になりますが、その前には検査やさまざまな準備が必要になりますし、高齢の患者ではご家族に付き添っていただくことも何回かあります。患者本人はもちろん、ご家族も含めておよその流れを知っておいていただくと、治療をスムーズに進められます。

まず、手術を受けるにあたっては眼科医の診察を受け、視力障害の原因を調べます。原因が白内障と診断された場合、手術が必要かどうかを眼科医が判断します。

そして手術が必要な場合、手術予定日を決めます。白内障手術は点眼麻酔のみで行うため、全身の病気がある人でもほとんど問題なく手術を受けられますが、過去に高血圧、糖尿病、心疾患などの病気のある患者は念のために必ず内科を受診してもらい、内科医に白内障手術の了解を得たほうがよいでしょう。

次に手術前検査を行います。どのような手術が最適かを判断するための検査や、手術時に挿入する眼内レンズの度数を決定する検査、その他の視機能の検査を行います。

そのうえで、手術に対する説明を医師から受けることになりますが、患者だけではなく、ご家族にも白内障手術について理解してもらいます。手術前後の生活のサポートに協力してもらうことで、術後の生活もトラブルなく送ることが目的です。また、コンタクトを利用している人は、手術の2～3週間前からコンタクトを使わないようにしてください。コンタクトによって角膜の形状が変わり、手術に影響が出るのを防ぐためです。

手術当日は手術前の準備から手術後の説明まで、約2時間かかります。術後は体調確認のため、リカバリールーム（回復室）でしばらく休憩をし、医師が問題ないと判断すれば帰宅となります。

白内障治療の流れ（日帰り手術の場合）

①一般検査

②手術予定日の決定、内科受診の勧め

③手術に必要な検査

④手術に関しての説明

⑤手術当日の注意点に関しての説明（説明項目）

- 手術前の目薬を必ず差してください。
- 当日は付き添いの方とともに来院してください。
- 服装は、お腹を圧迫しない軽装でお願いします。
- いつも飲んでいる薬は指示がない限り、いつもどおりに飲んでかまいません。
- 食事は普段どおりに食べてください。特に糖尿病の方は、手術中に低血糖にならないように注意してください。
- 当日はお化粧や車の運転は避けてください。

⑥手術当日

⑦術後の診察、定期受診

手術翌日には、もう一度医師の診察を受けます。その後、期間や頻度は患者によって異なりますが週に一度、2週に一度など定期的に通院し、診察や投薬を受けます。手術後1カ月ほどで、徐々に普通の生活に戻れるようになります。

白内障を診断するための診察・検査

白内障治療の最初のステップは、眼科医を受診して白内障の診断を受けるところからはじまります。診察前には問診票などで、次のような質問をされます。

この問診で大切なのは、患者の見え方の状況やこれまでの目のトラブルの有無、健康状態などについて、できるだけ正確に医師に伝えることです。目がかすむ、ものがぼやけて見えづらい、使っていた眼鏡があわなくなった、視力が急に低下した、光をまぶしく感じるといった自覚症状があるときは率直に医師に伝えましょう。高齢の患者で症状がゆっくり進行した場合、見えにくい状態に慣れてしまっていたり、「気の

初診の際のおもな問診項目

- □ いつ頃から見えにくくなりましたか？
- □ 以前より屋外で光をまぶしく感じますか？
- □ 近くの細かい文字などがかすんで見えますか？
- □ 夜に街灯やクルマのヘッドライトがにじんで見えたり散って見えたりしますか？
- □ メガネがあわなくなりましたか？
- □ いままでに眼の病気といわれたことがありますか？
- □ いままでに眼に大きなケガをしたことがありますか？
- □ いままでにレーシック手術を受けたことがありますか？
- □ 糖尿病など体の病気がありますか？

せい」と思ってしまうこともあるようですが、中高年以降の見え方の変化をよく思い出して話してください。

また正しい診断や治療方針の検討には、患者の「目の歴史」の情報もとても重要です。近視や遠視、老眼でいつ頃からどの程度、眼鏡やコンタクトレンズを使っていたか、眼鏡などで矯正して視力1・0が出せていたのはいつ頃までか、過去に目のけがや手術の経験はないか、といったことはあらかじめ整理しておくと確実です。

特に眼を強く打ったような場合、外傷によって外傷性白内障を起こしている恐れがあるほか、眼の水晶体を支えるチン氏帯や水晶体嚢《すいしょうたいのう》がダメージを受けていて、白内障手術に支障が生じることもあります。

また過去にレーシック手術を受けている人は、必ずそのことを眼科医に知らせてください。レーシック経験者は近視を矯正するためにレーザーで角膜を削っているため、通常の検査では角膜のカーブを正確に測定できず、一般的な度数計算で眼内レンズを入れると強い遠視になってしまいます。

レーシック経験者で白内障手術が必要になった人は、できればレーシックに詳しい医師に相談されることをお勧めします。

あなたの目の歴史

●視力…　右眼　左眼
●矯正視力　右眼　左眼

●近視や遠視、老眼がいつ頃から出はじめたか

●眼鏡やコンタクトを使いはじめたのはいつからか

●眼鏡で矯正して視力1.0が出ていたのはいつ頃までか

●過去に目をぶつけたり打ったことはあるか

●レーシックを受けたことがあるか

そのほか糖尿病などの持病やアレルギーの有無、服用している薬などについても、医師に正確な情報を伝えてください。高齢の方で薬の管理を介護者やご家族が行っているような場合、服薬状況を把握している人がつき添うか、メモを作成して医師に渡すようにするといいでしょう。

認知症の患者が白内障手術を受けると、視界がクリアになったことで症状が改善する、という人もいます。しかし認知症を抱えていて一人暮らしをしているような場合、点眼が管理できないおそれがあります。そのため、しばらく入院するか、デイケアやショートステイを利用してきちんと点眼するようにします。

■白内障の診断を行うためのおもな検査

白内障の診断の際には、「水晶体の濁り」の度合いと、「視機能がどの程度低下しているか」を見て手術が必要か判断をします。水晶体が濁っていても、見え方に問題がなければ治療の必要はないため、診断時には眼の機能を細かく見ることが大切なのです。

検査の際には通常、瞳孔を広げて水晶体の状態を観察しやすくするために「散瞳《さんどう》薬《やく》」を点眼します。これを使用したあとは4～5時間は瞳孔が開いた状態が続くため、目のピントがあわないまま帰宅することになります。検査当日は、車や自転車の運転は避けるようにしてください。

●細隙灯顕微鏡《さいげきとう》検査

スリット状の細い光を出す細隙灯顕微鏡という装置を使って、角膜から網膜にいたる眼の組織を調べます。白内障の濁りの程度や部位、核（水晶体の中央部）の硬さや、水晶体を支えている組織の状態などを細かく観察することができ、手術の難易度も分かります。

●屈折・矯正視力検査

遠視や近視、乱視などの目の屈折度を測定し、遠くの見え方と近くの見え方を調べます。見えづらい原因が白内障ではなく、眼鏡があっていない場合もあり、眼鏡などで矯正しても視力が上がらないときには白内障を疑います。また使用している眼鏡の度数や眼鏡装用時の視力なども調べ、手術前にどの距離にピントがあう状態で生活をしていたかを確認します。

白内障手術の手術前検査とは

白内障の診断が出たら、次のステップは手術前検査です。

この手術前検査は非常に重要です。その人の眼の状態により、そもそも手術によって改善が見込めるのかどうか異なるためです。

たとえば眼球の奥の網膜に変性などがあると、白内障手術で水晶体の濁りをとったとしても、正常な視力が回復しないことがあります。また、角膜の細胞（角膜内皮《ないひ》細胞）が少なくなっていると角膜が濁ってしまい、白内障手術をしても視力が回復しないことがあります。強度近視でコンタクトレンズを長期間使用してきた人、特に、酸素透過性の低いハードレンズを長く使ってきた人は要注意です。ほかに、ぶどう膜などの炎症によっても角膜内皮細胞が減ることがあります。そのため手術前には内皮細胞の数や大きさを調べる検査を行い、内皮細胞の状態をチェックして、手術で視力回

白内障の診断に必要な検査

●屈折・矯正視力検査
手術を受ける前に、どの距離にピントが合う状態ですごしていたかを把握するための検査。遠視や近視、乱視など眼の屈折度を測定する。

また、ふだん使っているメガネやコンタクトレンズの度数と、そのメガネやコンタクトレンズ装用時の視力も調べる必要がある。

●細隙灯顕微鏡検査
角膜から網膜に至る組織を検査する。白内障の濁りの程度や部位、色の変化に一致した核の硬さや、水晶体を支えている組織の状態までを細かく観察することができ、手術の難易度もわかる。

↓

●眼圧検査
緑内障のリスクを検査する。正常値は10～20mmHg(正常値には個人差あり)。

●眼底検査
検眼鏡という器具を使って行う。

水晶体に濁りが出ている場合、眼底が見づらくなっていることが多いので、通常、散瞳薬で瞳を広げた後行われる。

●網膜電図検査（ERG)
網膜に重篤な機能異常がないかどうか、おおまかに調べるための検査。15～20分間、暗室で眼を慣らした後、強いフラッシュ光を眼にあてて、網膜の反応を波形で判定する。

●超音波エコー検査
水晶体全体の濁りがひどく、眼底の観察が難しいときには、超音波エコー検査が行われる。

…など

復が可能かどうかを判断します。

白内障手術をするには、目の奥の状態もしっかり調べたうえで、手術の適応を判断する必要があります。

●OCT検査

光干渉断層計検査のことで、従来の検査では網膜の表面しか見ることができませんでしたが、網膜の断層画像や視神経の形態を撮影することができます。

角膜や虹彩、水晶体の断層部を測ることのできる前眼部OCTでは、手術前後に緑内障を起こすリスクをあらかじめ検査することができ、角膜後面の形状を調べることもできます。

●角膜トポグラフィー検査

角膜の表面の形状を測定する検査のことです。角膜の歪み（形状異常）は、眼の屈折に大きく影響するため、眼に合った眼内レンズ度数を計算するために必要な検査です。この角膜トポグラフィー検査では、ケラトメーターで測定できない角膜全体のカーブを測ることができます。

現在、白内障手術を多く行っているクリニックでは、このOCT検査と角膜トポグラフィー検査を中心に精度の高い検査を行い、手術に備えます。それ以外にも、次のような検査を行います。

●眼圧検査

眼圧とは、眼球形状を保つための圧力のことで、正常値は10～20㎜／Hg（正常値には個人差あり）です。眼圧を測るために目にごく少量の空気を吹きつけ、眼球の硬さを調べます。この検査で緑内障や高眼圧症の有無を調べます。

●眼底検査

眼底にある網膜や血管、視神経の状態を調べる検査です。手術で水晶体の濁りをとっても、網膜や視神経に異常があると十分に視力が回復しないことがあるため、事前の検査が重要です。水晶体に濁りが出ている人は眼底が見づらくなっていることが多いので、「散瞳薬」を点眼したあと、検眼鏡という検査器具を使って眼球の奥を観察します。

●網膜電図検査（ERG）

白内障が進行していて濁りがひどい場合、散瞳薬を使っても眼底の状態を観察できないことがあり、そういう場合に行うのがこの網膜電図です。網膜に重い機能異常がないかをおおまかに調べる検査で、15～20分間暗室で眼を慣らしたあと、強いフラッシュ光を眼にあて、網膜神経の活動電位を記録し波形で判定します。

●**超音波エコー検査**

水晶体全体の濁りがひどく、眼底の観察が難しいときには、超音波エコー検査を行うこともあります。この検査で硝子体《しょうしたい》出血や網膜剝離などが認められたときには、白内障の手術だけでなく、網膜硝子体の手術を行う必要があります。

●**角膜内皮細胞検査**

角膜内皮細胞とは、角膜の内側を覆っている細胞です。通常1㎟あたり2000～3000個ある細胞が300～500個まで減少すると、角膜を透明に保つ力が失われて角膜が混濁し、白内障手術をしても視力が回復しないことがあります。

●**全身検査**

血液検査や心電図、血圧測定などを行います。全身の健康状態に問題が見つかった場合は、白内障手術より内科治療を優先させることもあります。

白内障手術は、眼だけに局所麻酔をして行うものなので、身体への負担も小さく、全身に及ぼす影響はほとんどありません。しかし高齢になると高血圧や糖尿病、心疾

眼内レンズ度数は眼の奥行きと角膜のカーブ及び固定位置で決まる

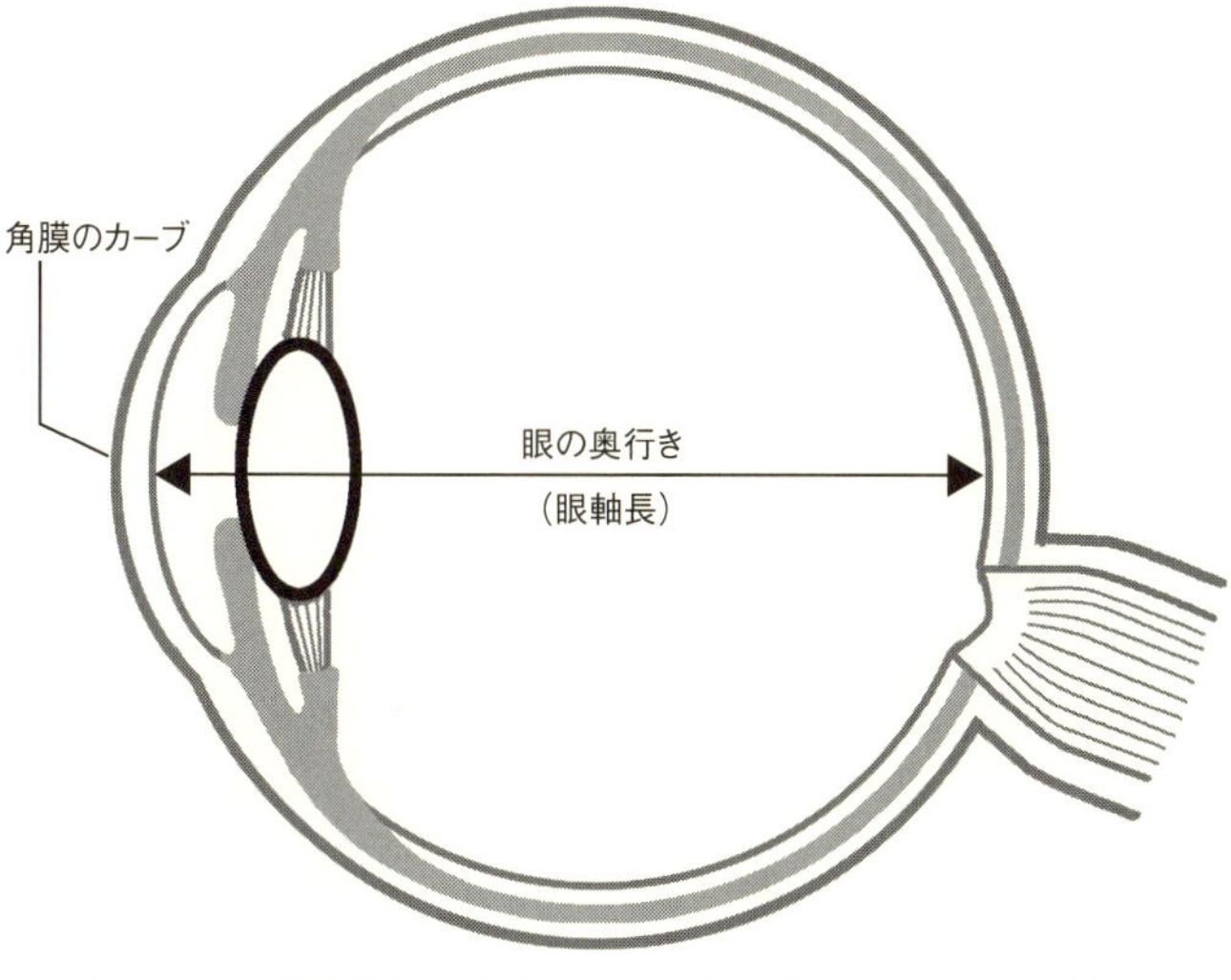

眼の奥行き（眼軸長）の測定は、レンズの度数を決めるために重要。

患などの持病のある人も少なくないため、手術のリスクに備えてさまざまな検査を行います。いずれも安全に手術を行い、かつ確実な成果を得るために不可欠な検査です。

高血圧、糖尿病などの持病がある場合の注意点

高血圧や糖尿病、心疾患といった持病を抱える人では、白内障手術を行うにあたって内科医への確認など、いくつか準備が必要になります。

■「高血圧」で治療中の人は、内科医に相談を

高血圧で治療を受けている人は念のため、内科医に確認をして白内障手術を受けましょう。高血圧でもほとんどの場合、問題なく白内障治療を行うことができます。

ただ極端に血圧が高い人の場合、注意が必要です。

手術当日に心理的な要因で血圧がさらに上がり、危険な状態に陥るリスクがあるか

らです。内科医と相談して高血圧の治療を進めながら、手術の時期を決めるようにしましょう。また高血圧によって網膜や網膜の血管がダメージを受けている場合、その治療も必要になります。

■「糖尿病」の人は低血糖にならないように体調管理

糖尿病は、白内障と深い関わりがあります。糖尿病によって糖尿病白内障が起こるリスクがあるほか、通常の加齢白内障でも糖尿病の人は進行が早くなります。定期的に眼科の診察を受け、手術時期を検討してください。

糖尿病で治療を受けている人は、やはり内科医に確認をとって手術を行います。手術中に低血糖にならないよう、手術前に食事を済ませておきましょう。

また糖尿病の合併症で恐ろしいのは、「糖尿病網膜症《とうにょうびょうもうまくしょう》」です。進行してしまうと失明につながるので、網膜症を発症しているときは、白内障手術の前に網膜症の治療を行います。ただし、水晶体の状態によって網膜症の治療ができないときは、白内障手術を先に行うケースもあります。

■「狭心症」「脳梗塞」の薬は、服用を一時停止

過去に脳梗塞や心筋梗塞などを経験している人では、血栓を溶かす薬（血栓溶解薬）や血液を固まりにくくする薬（抗凝固薬《こうぎょうこやく》）を服用している人が多くいます。そうした薬を飲んでいる場合、白内障手術の前は、薬の服用を一時停止してもらう場合があります。

通常の白内障手術の角膜切開では出血することはまずありませんが、手術の方法や執刀医の技術によっては出血する可能性があり、その際に血が止まらなくなるのを防ぐためです。

また狭心症や心筋梗塞の発作を起こしたことがある人は、手術中に発作を起こした場合に備え、舌下薬や貼付薬などの準備が必要です。

■アトピー皮膚炎は、できれば事前に治療を

アトピー皮膚炎の人は、白内障手術にも細心の注意が必要です。

前にも述べましたが、アトピー体質の人はもともと網膜が弱く、網膜剥離を起こしやすいという特徴があります。定期的に眼科を受診し、網膜の状態を確認するように

しておいてください。白内障手術の間も常に網膜の状態をチェックしながら、慎重に治療を進める必要があります。

また、まぶたや目の周りに皮膚炎があると、かゆみでついこすってしまい、感染症を起こしたり、眼球を傷つけたりしがちです。私たちのグループでは、２００１年から17年間で、20万眼以上の白内障手術を行っていますが、感染症を起こしたのはわずか４眼。４眼のすべてがアトピー皮膚炎の患者でした。この事実を踏まえると、事前の治療はとても重要であることが分かるでしょう。可能ならば、手術前にアトピーの治療を行っておくと安心です。

■「緑内障」は、白内障と一緒に治療できる

緑内障がある人は、検査時の散瞳薬の使い方などにも注意が必要になります。眼科医の指示に従って検査や治療を進めましょう。

また緑内障と白内障を併せ持つ人に対しては、最近新しい治療法がいくつも登場しています。

たとえば、２０１０年に厚労省が認可した「トラベクトーム」という装置を用いた

手術は、従来の緑内障手術よりも目への負担が圧倒的に少なく、特に白内障手術・眼内レンズ挿入と組みあわせて行うことで、眼圧下降効果が高まります。

また2016年には「アイステント」という器具を使った緑内障手術が認可され、白内障との同時手術が保険適用になっています。

こうした治療を希望する場合は、これらの装置の取扱いライセンスを持つ医師・医療機関をインターネットなどで調べて相談するといいでしょう。

■白内障手術のための検査

白内障手術が適応すると判断されれば、いよいよ手術前検査を行って眼内レンズの度数を決めます。眼内レンズの度数は、眼の奥行き（眼軸長《がんじくちょう》）と角膜のカーブ及び水晶体の位置や厚みから眼内レンズの固定位置を予測して求めます。

前章で述べたように眼内レンズには、さまざまな種類・特徴があります。どの程度の視力が必要か、眼鏡などの併用は可能かなど、患者の生活や見え方の希望を医師に伝え、よく話しあって決めるようにしましょう。

●光学式眼内寸法測定

レーザー光線で、角膜から網膜までの奥行き、角膜のカーブを測ります。またそれ以外にも、この検査機器1台で水晶体・角膜の厚み、角膜から水晶体までの距離（前房深度）、角膜径などを測定することができ、より確実な度あわせを実現することができます。

●オートケラトメーターと超音波測定

レーザーでの測定でうまく数値が測定できない場合や、レーザーの検査機器がない場合、このオートケラトメーターという装置で角膜の曲率半径を測定し、超音波測定で眼軸長を測定します。

第 3 章

近視や乱視も改善。
「一生よく見える目」を手に入れる白内障手術

大きく進化してきた白内障手術

白内障手術というと、人の身体の中でももっとも敏感な器官のひとつである目に処置を施すということで「怖い」「痛そう」と思ってしまう人も少なくないようです。確かに私たちは普段、目に小さなごみが入っただけで強い痛みを感じますから、抵抗を感じる人がいるのも無理はありません。

しかし、白内障手術の技術は、昔に比べて格段に進化しています。

白内障手術の歴史は意外に古く、紀元前にまでさかのぼります。当時は、水晶体を眼内に落とすというものでしたが、現在の治療法に近い治療法は18世紀半ばにはじまり、水晶体とその周りの組織をそっくりとってしまう「水晶体全摘術」という手術が行われていました。濁った水晶体をとると光が通るようになるので視野は明るくなりますが、ピントをあわせることができないため、分厚い眼鏡をかけて視力を補わなけ

水晶体全摘術

水晶体を眼の奥に落とし込んだ大昔の白内障手術

眼の中に針を刺すなどして、
眼球の奥に濁った水晶体を落としていた。

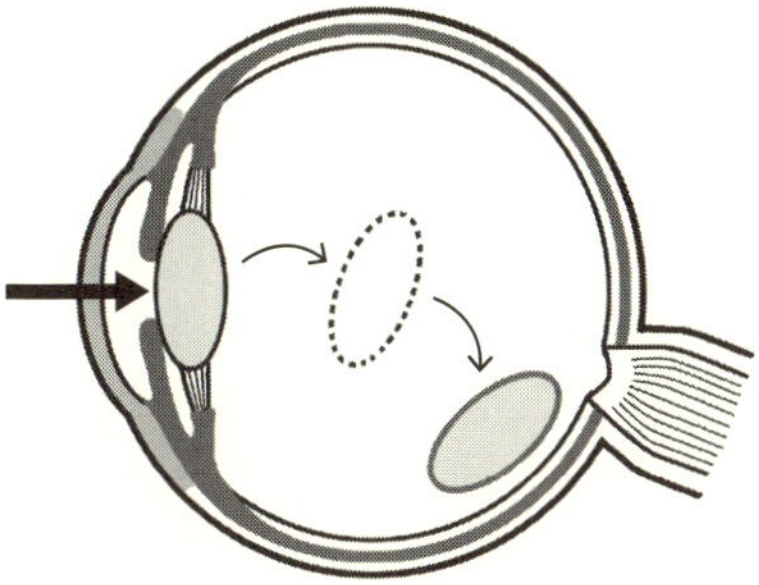

1750年頃からはじまった水晶体全摘出術

まわりの嚢といわれる組織とともに、
水晶体をまるごととり出す。

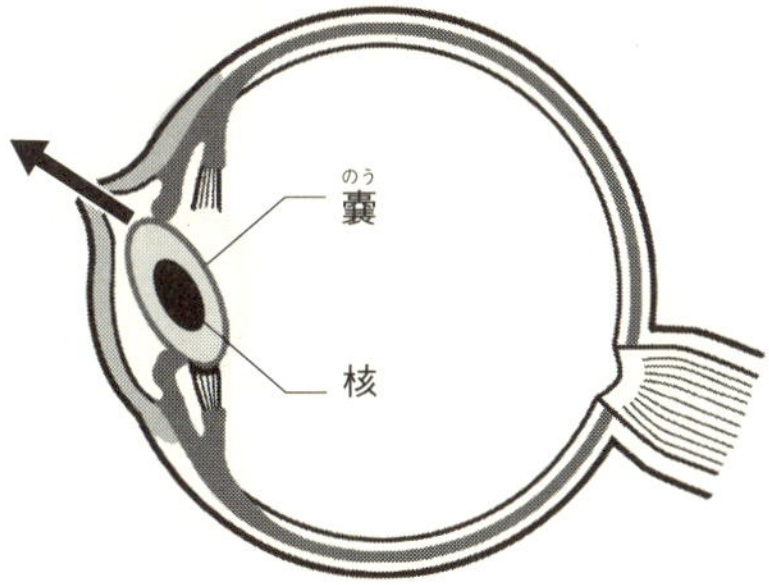

ればなりませんでした。

その後、白内障手術に革新的な変化をもたらしたのが、戦後になって開発された眼内レンズです。濁った水晶体の代わりにアクリルなどの素材の人工レンズを入れることで、光を通す眼とピントのあう眼の両方を実現したのです。

とはいえ、今から20年ほど前までは、水晶体をとり出して眼内レンズを挿入するには、角膜を大きく切開する必要がありました。この方法だと傷口がどうしても大きくなるため、術後に合併症が出やすい、視力回復までに時間がかかるといった難点がありました。

そこで開発されたのが、「超音波乳化吸引術」という手術法です。

これは強膜や角膜をごく小さく切開し、そこから超音波チップという器具を差し入れて濁った水晶体を砕き、吸いとる方法です。そして小さく折りたたんだ眼内レンズを入れ、水晶体のあった位置に広げて固定します。

この方法であれば、強角膜の傷口の大きさはわずか2～3㎜程度です。眼には局所麻酔をしていますから、基本的に痛みを感じることはありません。傷口が小さい分、眼への負担も小さく、視力回復も早いのが特徴です。

手術にかかる時間も1回（片眼）あたり5～15分で、最近では白内障手術といえば「日帰り手術」が主流になっています。日本全体では白内障手術の約半数、私のグループでは8割ほどを日帰り手術で行っています。

ただし持病で全身状態に不安がある方や、認知症の一人暮らし高齢者などで確実な点眼が難しい方は、入院手術が勧められることもあります。

白内障手術の中心は「超音波乳化吸引術」

「超音波乳化吸引術」の具体的な流れは、次のようになります。

手術当日は事前に手術衣に着替えてもらい、散瞳薬などの点眼、血圧測定などの準備をします。

④**水晶体を除去**

水晶体の核と皮質を超音波器具で砕き、吸引してとり出す。後嚢とチン氏帯は残す。軽度の白内障の場合、先に分割器具で濁りを分割してから超音波器具を挿入することも。

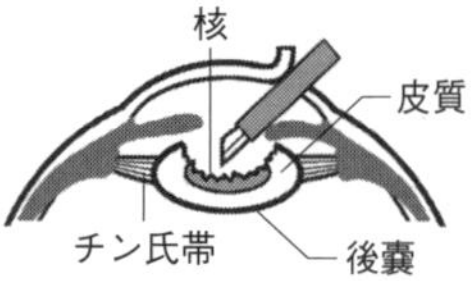

⑤**眼内レンズ挿入**

濁りがすべてとれたら、残した後嚢の中に眼内レンズを挿入する。このとき傷口を確認し、必要があれば縫合をする場合もある。

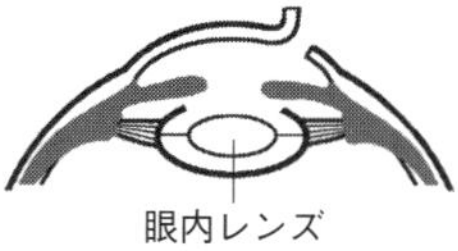

⑥**洗浄**

眼の中をきれいに洗って手術は終了。

超音波乳化吸引術の流れ

①麻酔

おもに点眼麻酔が行われる。注射を行う施設もあるが、痛みはほとんどない。

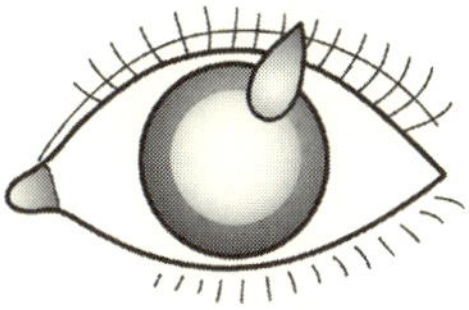

②角膜(また強角膜切開)切開

黒目の部分(角膜)もしくは黒目に近い白目の部分(強膜)をメスで2～3mmほど切りとり、目の中に器具を入れるための出入口を2カ所ほどつくる。

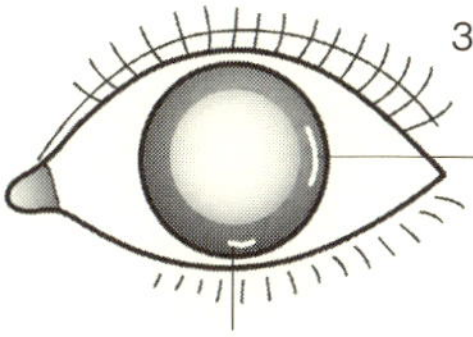

③嚢切開

眼球を切開し、水晶体の前嚢を切りとる。医療施設によっては、針などを用いて嚢の全面に円形の傷跡をつけてから行うこともある。

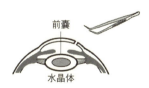

手術室に入室後、眼を洗浄・消毒して点眼薬による局所麻酔を行います。麻酔に不安を感じる人もいるようですが、これは通常の眼科検査でも一般的に使用しているものです。私はこれまで8万眼を超える手術をしていますが、麻酔によるトラブルは経験したことがありません。

麻酔が効いた状態で、手術開始となります。

患者は顔にカバーをかけ、眼だけを出した状態で手術を受けます。局所麻酔なので身体は動かすことができますが、手術中に急に顔や身体を動かすのは危険です。全身の力を抜き、執刀医に指示された方向に眼を向けて、手術が終わるのを待ちましょう。

超音波乳化吸引術の具体的な手順は前のページに示したとおりですが、すべて顕微鏡下で操作を行います。

水晶体を包んでいる前嚢を円形にカットし、中の濁った水晶体を粉砕・吸入し、残った嚢に眼内レンズを挿入するという一連の手技には、精密な技術が求められます。この術式は傷口が小さく、通常は無縫合で傷口を閉じるので、縫合による角膜のゆがみのリスクが少なく、視力回復も早いのが特徴です。

手術が無事終了したら、回復室でしばらく安静にして過ごしてもらいます。その後、特に異常がなければ手術後の注意などの説明を受け、帰宅となります。

なお、白内障は両眼でほぼ同時に発症し、進行することが多いのですが、私たちのグループでは両眼を手術する場合でも、同日・同時刻・同一器具で手術を行うことはありません。万一、感染症などのトラブルが起こった場合、両眼に被害が及ぶのを避けるためです。

そこで両眼の手術を同日に行うときは、片眼の手術を終えてから一度手術室から退室し、安静にしたのち眼の状態を確認し、再度手術室に入室してあらためて別の器具を使用して、もう片方の眼の手術を行っています。両眼の手術をどのように行うかは医療機関によって方針が異なりますが、このような点も考慮し、医師と相談されることをお勧めします。

そのほかの白内障手術の術式

超音波乳化吸引術のほか、患者の眼の状態によっては別の術式が行われることもあります。手術数は決して多くはありませんが、念のため、参考までに簡単に説明しておきます。

■水晶体が硬いときは「水《すい》晶《しょう》体《たい》嚢《のう》外《がい》摘《てき》出《しゅつ》術《じゅつ》」

白内障の症状が進み、水晶体が硬くなって超音波では粉砕できないときなどに行う術式です。強膜を１㎝ほど切開して水晶体の核をまるごととり出し、残った後嚢に眼内レンズを挿入します。

超音波乳化吸引術に比べると傷口が大きくなるため、視力回復までに時間がかかり、乱視などの合併症のリスクもやや高くなります。

水晶体嚢《のう》外《がい》摘《てき》出《しゅつ》術《じゅつ》と超音波乳化吸引術の違い

水晶体嚢外摘手術

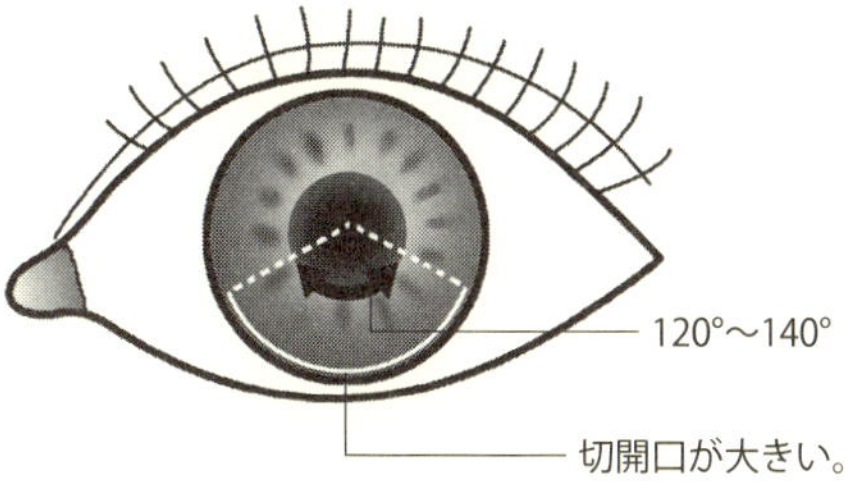
120°〜140°
切開口が大きい。

超音波乳化吸引術

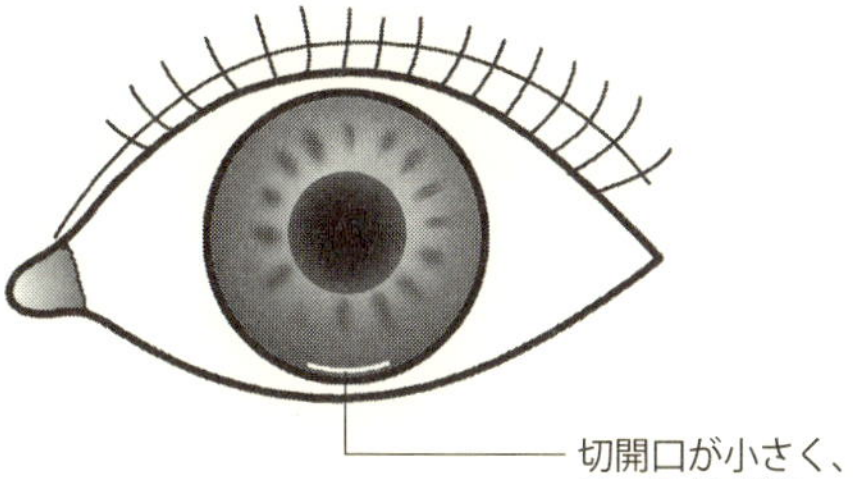
切開口が小さく、
目の負担が軽い。

■水晶体の支持組織が弱くなっているときの「強膜固定術」

眼内レンズを入れる水晶体嚢が破損している、水晶体嚢を支持するチン氏帯が弱くなっているなど、水晶体嚢に眼内レンズを固定できない場合には、眼の強膜内に眼内レンズを縫いつける「眼内レンズ縫着術《ほうちゃくじゅつ》」あるいはレンズの足を強膜内に入れ込む「強膜固定術」を行います。通常の白内障手術では行わない術式なので、硝子体手術のできる医師が行います。

ヨーロッパでは、この強膜固定術に適した眼内レンズ（フックドハプティクス）も認可され、流通しています。

医師の腕を8割カバーする「レーザー白内障手術」

最近、白内障手術の中でも数が増えてきているのが、レーザーを使った白内障手術

強膜固定術

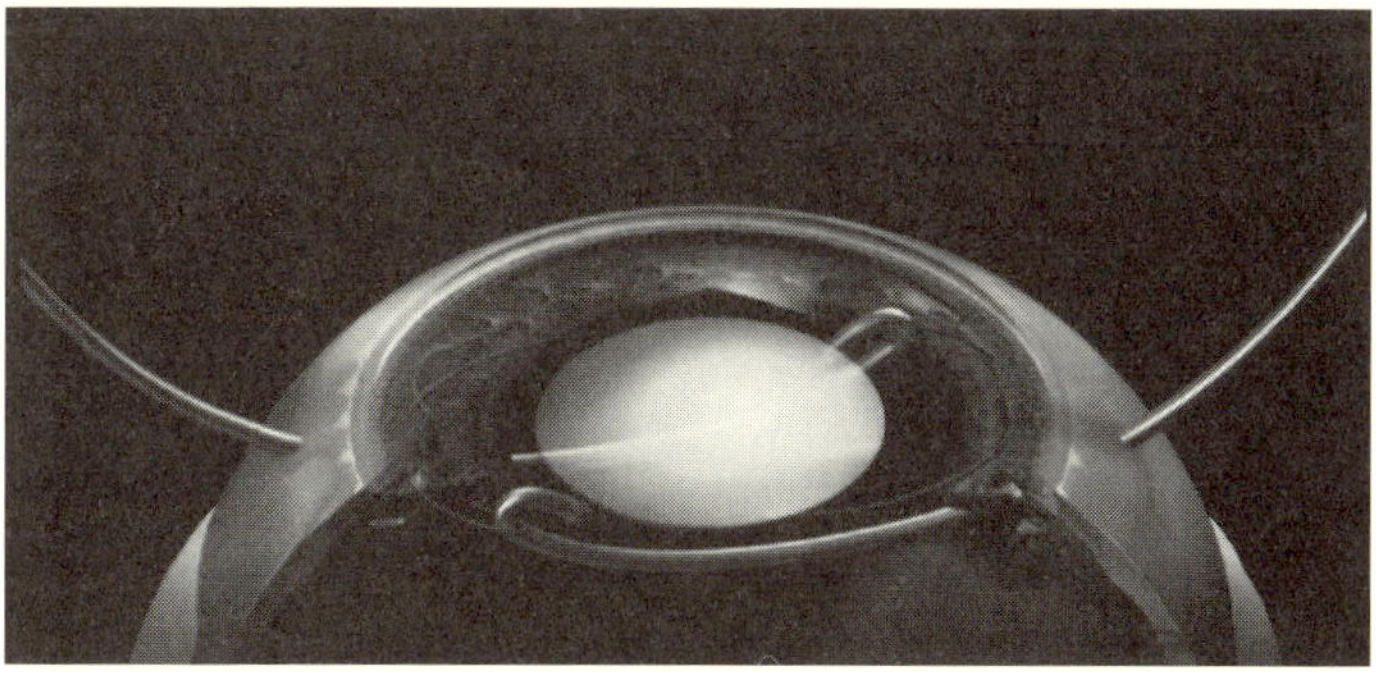

レンズのハプティクス部分を双方から引っかける

↓

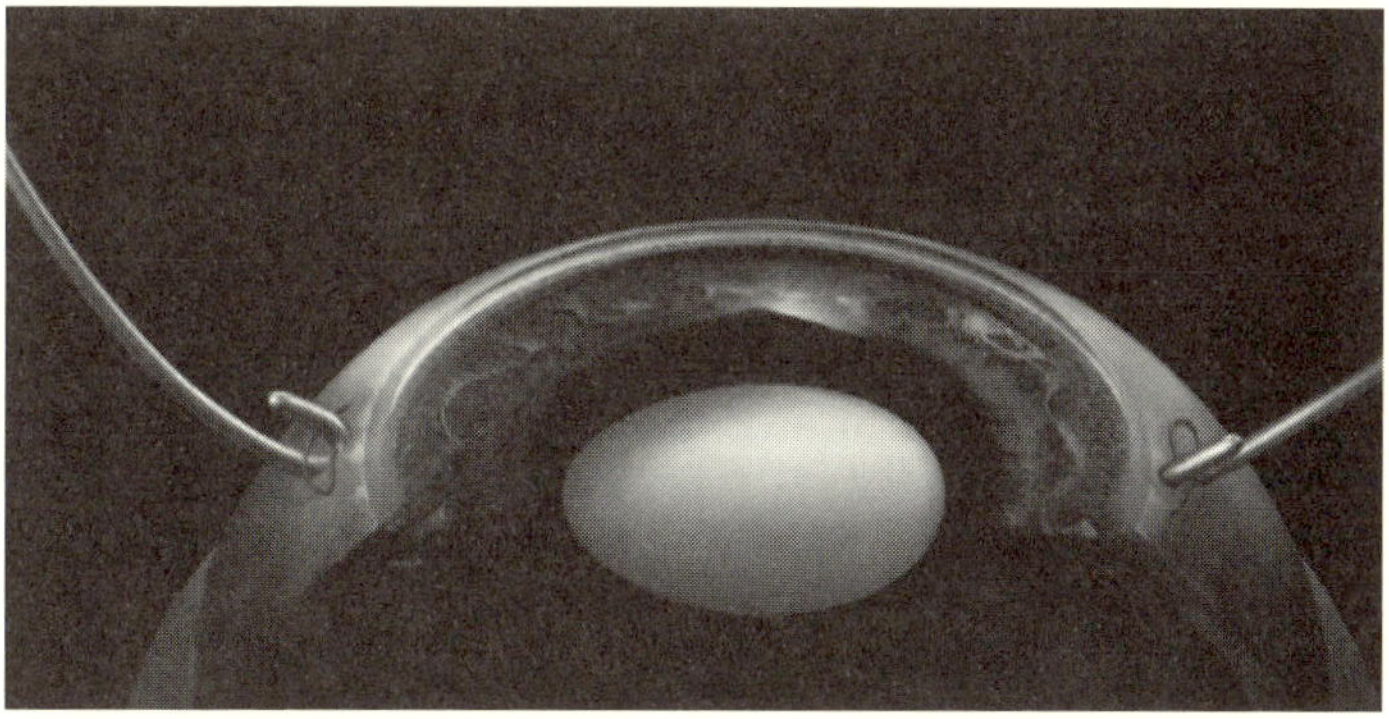

ハプティクスを強膜から外に引っぱり出して、レンズを固定する

です。フェムトセカンドレーザーという特殊なレーザーを照射する機械を使って、白内障手術の主要な部分を行うものです。

アルコン社「LenSx®」という手術機器はFDA（アメリカの厚生労働省）認可の製品で、世界70カ国以上で1000台以上が使用されており、施術実績はすでに100万症例以上に上ります。日本でも私のクリニックグループをはじめ、一部の医療機関が導入しており、白内障手術の実績が増えつつあります。

このレーザー白内障手術が優れているのは、正確な施術ができることです。白内障手術のうち、レーザーで行うことができるのは角膜切開、前嚢切開、水晶体分割、角膜減張切開（乱視矯正）といった切開の部分ですが、これらの一つひとつのプロセスを正確に行えるのが特徴です。そのため角膜内皮障害や褐色白内障、チン氏帯が弱くなっている場合など、精巧な技術が必要な特殊な例に関しては、レーザーを選択したほうがよいでしょう。

水晶体を包んでいる前嚢の切開でいえば、通常の手術で正確な円に切開するには熟練の技術が必要です。ある程度実績のある眼科医でも、患者の眼の状態などによって、

レーザー白内障手術

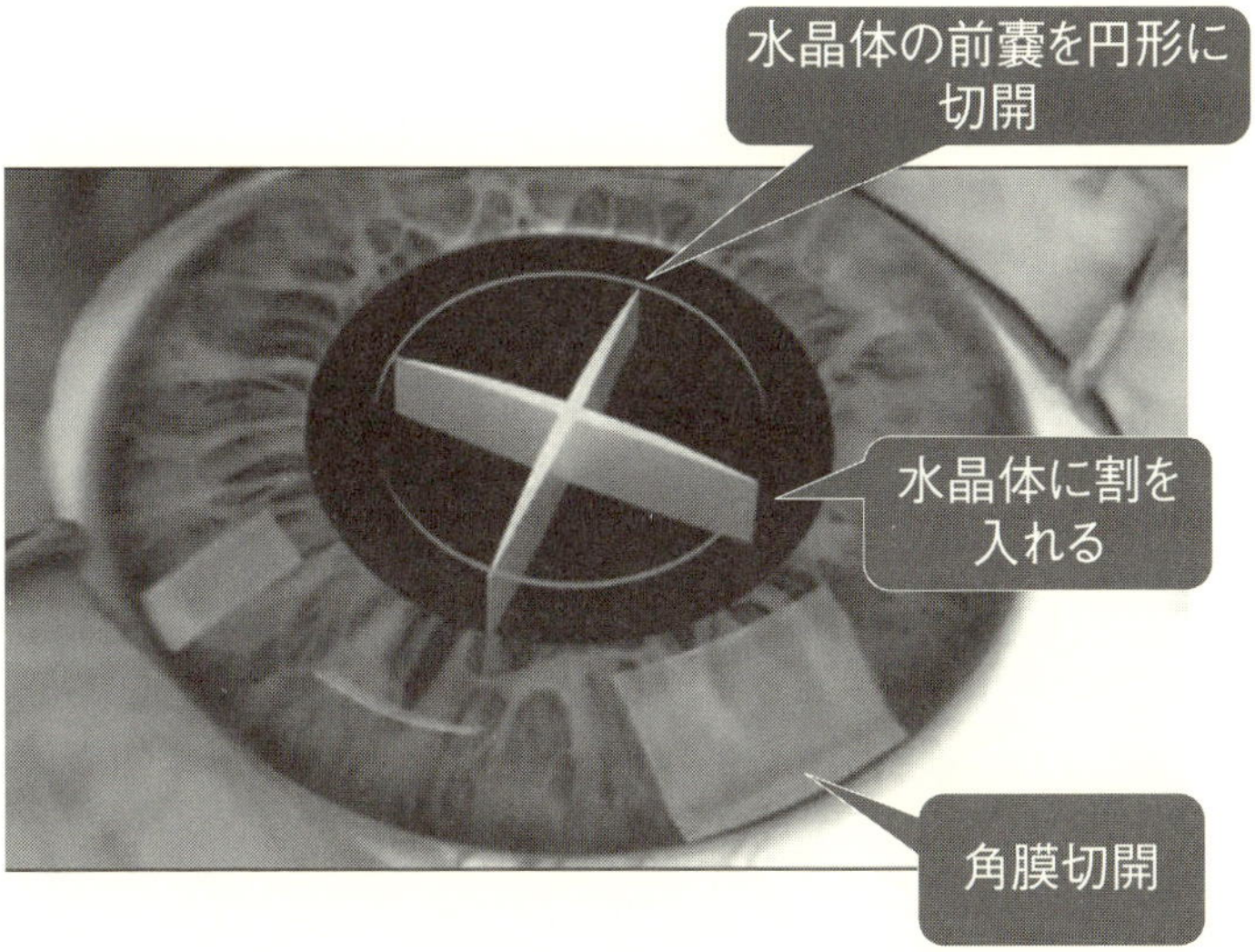

白内障手術のうち、角膜の切開や前嚢切開、水晶体分割などが可能。

いつも同じように切れるとは限りません。その点、レーザーであれば、いつも同じように高水準の切開ができます。

極端にいえば、少々腕の劣る医師でもレーザーを用いれば、いつでも80点、90点という精度の高い施術ができるということです。

特に、遠くにも近くにもピントがあう「多焦点眼内レンズ」や、乱視を矯正する「トーリック眼内レンズ」などの高機能眼内レンズを使用するときは、正確な施術が必要になるため、レーザー白内障手術のメリットは大きいといえます。

ただし、レーザーにもやはりデメリットがあります。

わかりやすい点としては、施術にレーザーによる眼の計測なども含まれるので、通常の手術よりも手術時間が長くなることです。レーザーのセットをするだけで10分以上かかることもあるため、手術に習熟した医師がレーザーではなく手技で手術をすれば、レーザー機械をセットしている間に手術がすべて終わります。

また切開の精度という点でも、実はレーザーはベテランの医師の域にはまだ及びません。レーザーは小さな点で切開をするため、切り口を拡大すると、郵便切手の端の

レーザー白内障手術

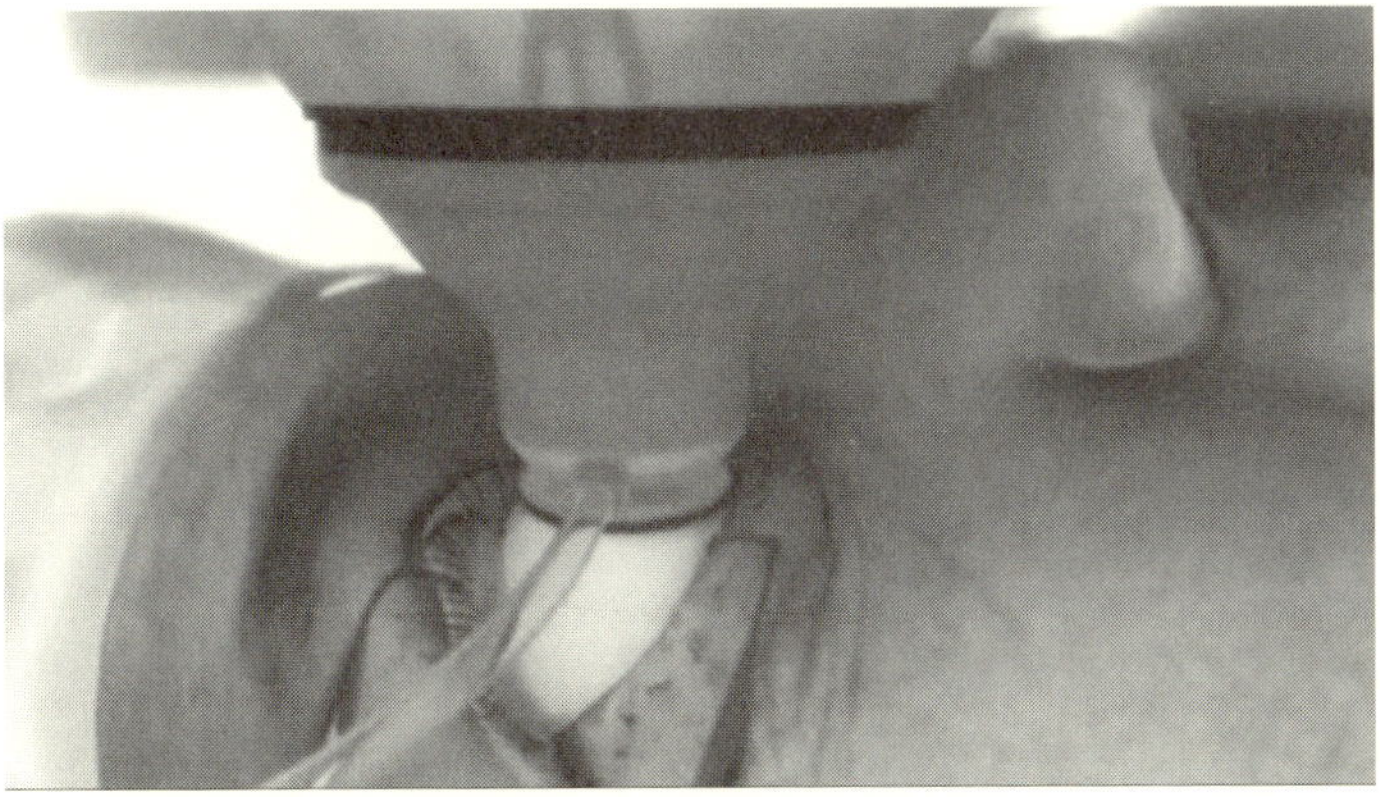

眼に機器をあてて、レーザー照射する

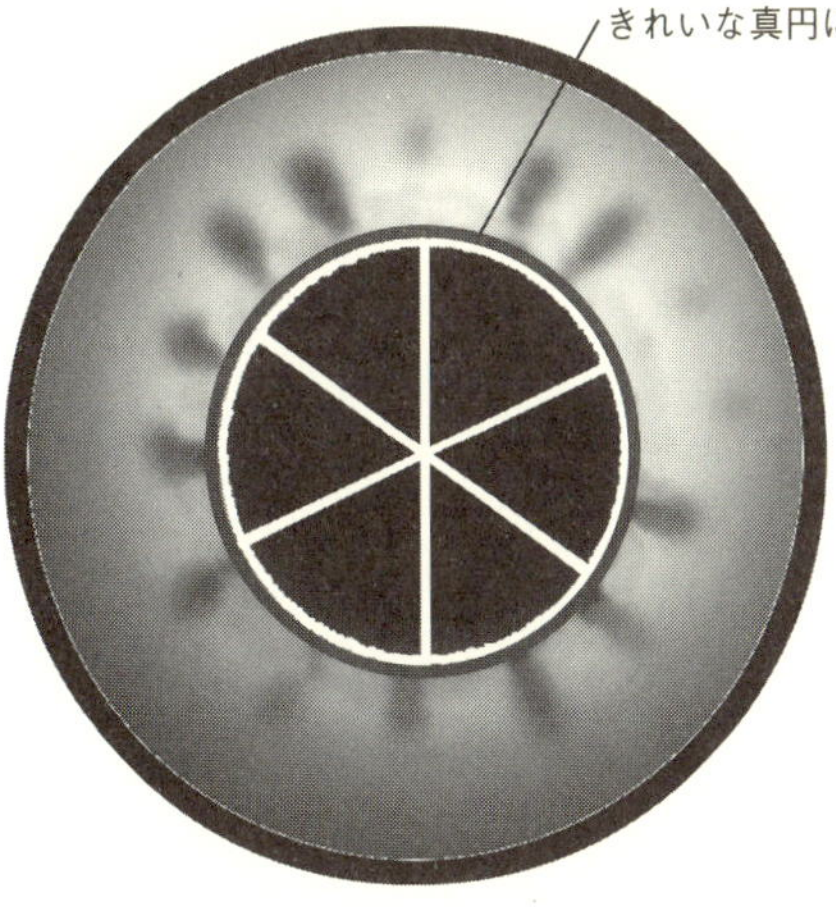
点で切開していくため
きれいな真円にはならない。

ようなギザギザになっています。切り口がなめらかで、なおかつ眼内レンズを入れた状態で真円になるようなベテラン医師の「100点満点」の切開は、レーザーにはまだ望めない状態です。そこが、私が「90点止まり」と判断する理由です。

もう一点問題なのは、レーザー白内障手術の治療費が一般に高額になることです。医療機関によってもかなり差がありますが、保険適用の眼内レンズを入れて片眼十数万円といったケースから、眼内レンズも含めて完全自費で片眼60~70万円、なかには100万円を超える例もあります。

しかしこれほど費用をかけても、眼内レンズの選択や屈折の調節のしかたなどによっては、必ずしも満足のいく仕上がりになるわけではないことを、知っておいてほしいと思います。

ちなみに私のクリニックグループでも、フェムトセカンドレーザーを用いた白内障手術を行っていますが、費用は保険診療の場合と同額です。それはおもに、まだ手術に十分習熟していない若手医師の育成の一環として、レーザーを用いているからです。

レーザーと超音波乳化吸収術の比較(時間、費用、デメリット、メリット)

	レーザー	超音波乳化吸収術
正確さ	一定レベルの治療が可能	ベテラン医師と若手医師の技術にはばらつきがある
費用	一般的に高額	保険診療で受けられる
施術時間	15分以上	5〜15分程度
メリット	どの病院でも同じレベルの手術が受けられる 特殊な事例の施術に対応	レーザーよりも安価
デメリット	一般的に高額 ベテラン医師の技術には劣る	ベテラン医師と若手医師の技術にはばらつきがある

その意味では、手技の発展途上にある医師がレーザーという最新技術を用いて一定水準の施術を修得していくことも、意義のあることです。

白内障の手術費用を知る

ここで一般的に白内障手術の治療費についても、確認しておきましょう。

手術にかかる費用は、大きく分けて手術前後の検査などの費用と、手術費用の2つがあります。手術費用には眼内レンズの費用も入るため、眼内レンズの種類によって手術費用も大きく変わってきます。

治療費は医療機関によっても、手術の内容によっても異なりますが、およその目安は次のようになります。

フェムトセカンドレーザー

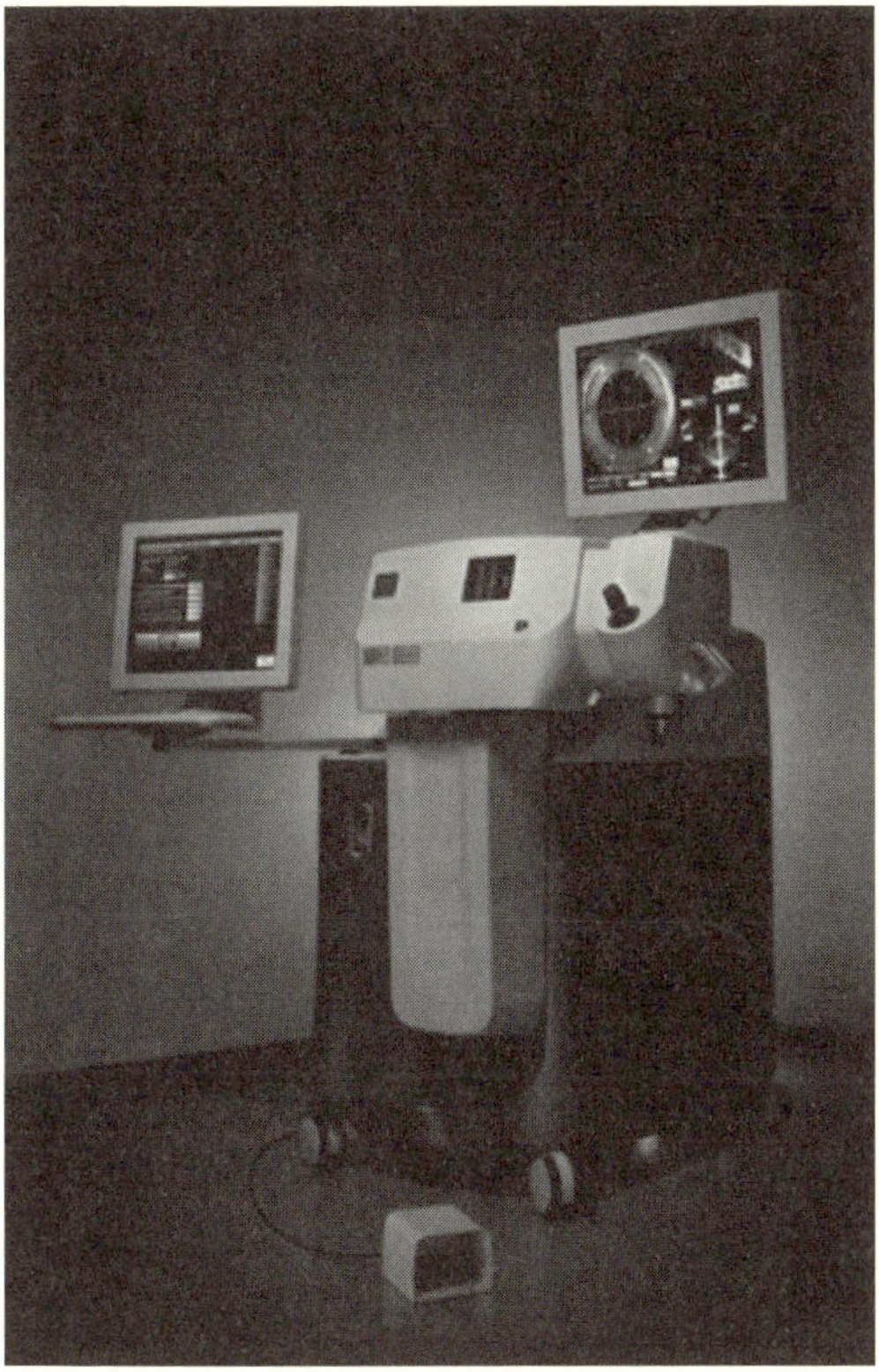

LenSx.®Alcon

■保険適用の眼内レンズの手術は片眼6~7万円（3割負担）

一般の会社員など健康保険3割負担の場合、手術前・手術後の検査にかかる費用は2万円前後です。手術費用は、保険適用の単焦点眼内レンズの場合、片眼で4~5万円ですから、合計6~7万円が目安です。両眼の手術では12~14万円ほどになります。70歳以上で1割負担の方では片眼で総額2万円、70~74歳で2割負担の場合、総額4万円ほどが一般的です。

保険診療の白内障手術で、一定の自己負担限度額を超えた場合、「高額療養費」の申請をすれば、限度額を超えた分はあとで払い戻しされます。限度額や申請の方法は、病院の医療相談室や自治体窓口などで確認してください。

■保険適用外の眼内レンズで、先進医療認定なら片眼45万円

保険適用外の多焦点眼内レンズで、厚労省の定める「先進医療」認定のあるものは、検査部分は保険診療と同額になります。その場合、検査費用と手術費用で片眼総額45万円、両眼で90万円ほどがひとつの目安になります。

ただし、この制度を使うには厚生労働省が認可した「先進医療を実施している医療

手術料金比較表

	レンズの種類					
	海外製 多焦点レンズ		多焦点レンズ（先進医療認定）		単焦点レンズ	
	レーザー治療	超音波手術	レーザー治療	超音波手術	レーザー治療	超音波手術
手術費用	片眼 60−70万円	片眼 50万円	片眼 60−70万円	片眼 45−50万円		片眼 6−7万円
検査代・薬代	10割負担	10割負担		保険適用	保険適用	保険適用
保険（医療費控除）	○	○	○	○	○	○
保険（高額医療費制度）	×	×	×	×	×	○
保険会社の保険	○	○	○	○	○	○
保険会社の保険（先進医療特約）	×	×	○	○	×	×

※医療機関によって異なります
※費用は3割負担の場合を想定しています

機関」で治療を受ける必要があります。先端医療にかかる費用は、使う機器や医師・職員の給与などをもとに国が病院ごとに算定しています。レーザーを使用する医療機関は高く設定されており、費用が高いからといって手術の精度が高いというわけではありません。

■保険適用外の眼内レンズで、先進医療認定でないものは片眼50万円

保険適用外の多焦点眼内レンズで、先進医療の認定のないものは、検査から手術まで全額が自己負担になります。そのため手術にかかる費用は片眼で総額50万円、両眼で100万円ほどかかるケースが多くなっています。

白内障手術をするにあたっては当然、費用の問題は無視できません。ですから、費用と希望するライフスタイルや必要な視機能をよく考えたうえで、もっとも適した手術法や眼内レンズを医師と相談して決めるようにしてください。

私自身は、迷うようなら「保険診療の単焦点眼内レンズ」でまず治療することをお勧めしています。

最近では、必要に応じて2枚目の眼内レンズを入れて、視機能を補うこともできるようになっていますし、その人の生活にあったピントの位置、広さを設定すれば、保険診療の手術でも十分満足な結果が得られるようになっています。

手術をまかせる医師・医療機関をどう選ぶか

白内障の手術法や費用を知っていただいたところで、読者の皆さんにとって気になるテーマをお話ししましょう。それは「大切な目の手術を任せる医師・医療機関をどう選ぶか」という問題です。

第2章で、白内障手術の成否をわけるポイントは、「医師の腕」「手術法」「眼内レンズ選択」という3つだと説明しました。

一般の方が「医師の腕」などの医療の質を見極めるのは難しいのでは、と思う人もいるかもしれません。

しかし最近は、病院のホームページなどでも情報を得やすくなっています。見るべきポイントを知って比較することができれば、ある程度、判断がつくと思います。

私たちが、優れた眼科医・医療機関を選択するのに有用と考える視点は、次のようなものです。

①「医師の腕」を決めるのは執刀数と難易度

前章でも述べたように、手術の成否に直接関係するのは、「執刀医の腕」の良し悪しです。医師の腕がどういうところで決まってくるかといえば、それは第一に、執刀数にかかっています。

白内障手術に限りませんが、外科手術というのは経験が多くなればなるほど、執刀する医師の技術は磨かれていきます。技術の高い医師のところへは自然と患者も多く集まるようになるので、さらに経験値が高まり、技術が上がっていくのです。簡単といわれる白内障手術でも、十分な技術を身につけるには、多くの症例の実績、言いかえれば合併症に対処する経験を多く積むことが必要です。合併症の発症率は約１％なので、1万眼の手術を経験してもようやく100眼ということになります。

たとえば手術中に、まれに後嚢破損といって眼内レンズを入れる嚢が破れる合併症が起こることがあります。そういう場合でも合併症への対処の経験豊富な医師や、そのような医師から指導を受けた医師であれば、瞬時に判断して問題が残らないように適切な処置を施すことができます。

また、本当に腕の立つ医師のところへは、技術のない医師では対応できないようなむずかしい症例も多く集まってきます。執刀数はある程度あるけれども、基本的な手術にしか対応できない医師もいますから、特に目の組織が弱くなっている人や、白内障の症状の進んだ人、近視や乱視が強い人などは、執刀数が多くかつ難易度の高い手術にも実績のある医師を選ぶことをお勧めします。

しかし、その際「白内障専門医」という基準があればよいのですが、そのような基準は存在しないため、自分で選ぶほかありません。「眼科専門医」制度はありますが、決して手術専門医ではないということは知っておいてほしいと思います。白内障手術の方法が確立していなかった昔は、100症例の手術を経験すれば一人前の医師といわれていました。しかし近年は手術に求められるテクニックが昔より下がっており、難しい症例や合併症を100症例経験すれば安心、といわれることもあります。難しい症例も経験し、トラブルにも対処できる医師に出会うことが大切です。

「名人」「熟練」と呼ばれるようなベテラン医師のレベルになると、レーザーを使った施術よりも正確で早い手術が可能ですし、手術時だけでなく、術後の目の状態まで考えた質の高い治療が受けられます。

しかしその程度のレベルの医師は、日本にはそういません。そこで、そうした医師ひとりの技術に頼らず、安定した質の高い医療を提供するシステムを構築する必要があります。

私のクリニックでは、若い医師に対してベテランの医師から合併症についての指導を行っています。事前に手術の難易度ごとに分類し、チームで手術を行います。若い医師にはベテランの医師がつき添い、何かトラブルがあればベテランに交代できるため安心です。ベテランの知識や眼内レンズのデータなども医師どうしで共有することができるため、合併症の対処の知識も豊富に身につけることができます。若い医師の手術実績と私の実績ではあまり差がないほどなのです。合併症を起こさないのは大切なことですが、一定の割合で発症するのはある程度しかたのないことです。であれば、合併症が起こったときにどう対処するかを知っていることが大切なのです。

②精度の高い検査・手術を行う環境があるか

白内障の検査や手術の技術は、日進月歩で進化しています。医師が最新の技術について積極的に学び、導入しているかどうかも治療の質に大きく関わってきます。

特に最近は白内障手術でも、単に濁りを取るだけでなく、より高い見え方の質が求められるようになっています。裸眼でよく見える目を実現するには、正確な度数あわせや屈折の調整が必要ですし、乱視が強い人はその矯正も不可欠です。

こうした度数あわせや乱視矯正などを支援するのが、白内障手術支援機器です。

現在国内で販売されているのは、術前に計測した角膜・結膜データをもとに生体認証を利用するVERION™（ヴェリオン）イメージガイドシステム（アルコン社）、ZEISS CALLISTO eye®（カリスト・アイ／カールツァイスメディテック社）、ORATM（オラ）システム（アルコン社）があります。

こうした支援機器を用いると、手術中の眼のモニターに、度数計算や乱視軸、矯正量などを反映したデジタルマーカーが映し出され、それに沿って手術を行うことで、精度の高い度数あわせや乱視矯正が可能になります。

実はこうした最新機器の導入は、大学病院や地域の総合病院などよりも、民間の先進的な眼科クリニックのほうが断然進んでいます。

日本人には「なんとなく大きな病院のほうが安心」という心理が働きがちですが、白内障手術の技術や設備については、それはあてはまらないことも多いので注意してほしいと思います。

③眼内レンズの選択肢は広いか

眼内レンズの選択肢が広い、つまり、多くの種類の眼内レンズのとり扱い実績があるということは重要です。

実際に、限られたメーカーの眼内レンズしか扱っていない医療機関もよく見られますし、医師自身が扱いに慣れた眼内レンズを患者に勧めることも珍しくないようです。「医師にとっての扱いやすさ」ではなく、「患者にとっての最良の選択」ができるような医療機関を選びたいものです。

しかし、医師にとって慣れたレンズを使うことは、メリットもあります。日本の眼科医1人が年間で扱う眼内レンズは、平均2～300件といわれています。10種類のレンズを20眼ずつ扱うのか、2種類のレンズを100眼ずつ経験するのか――。メーカーによって、レンズの扱い方は大きく違いますから、医師にとって不慣れなレンズを使うことで、最良の結果とならない可能性もあります。「手術を担当する医師におまかせする」ことも、決して間違った選択ではないのです。

しかし、もちろん医師の知識が豊富であるに越したことはありません。豊富な眼内レンズについて一つひとつの特徴や、患者の生活にどのような影響があるかを詳しく説明してくれる医師ならば、間違いが少ないと思います。

また、1人の医師が手術を手がけているよりも、グループで運営している医療機関のほうが、扱うレンズの母数やデータが揃っています。私のグループでは、年間1万6000枚ものレンズを扱い、特徴や術後のデータを共有しています。また国内外で新しく出た眼内レンズは、必ず入手し研究するようにしています。患者の要望に応え、客観的にレンズの質を判断し、よりよいレンズを提案できるようにするためです。

なお、多焦点眼内レンズで「先進医療」認定の眼内レンズを使うためには、厚生労働省が認可した「先進医療を実施している医療機関」で治療を受ける必要があります。厚生労働省のホームページで先進医療を実施する医療機関の一覧が見られますので、参考にしてください。

インターネット検索で「先進医療　医療機関」と入力しても同サイトを探せます。

④緊急時の対応が十分か

白内障手術は、成功率が95％以上といわれる安全性の高い手術です。しかし割合としてはわずかですが、手術である以上、術中や術後に合併症が起こる可能性もゼロではありません。そうした緊急時の対応もしっかり確認をしておいてください。

緊急時の対応とは、具体的には次のような点です。

- 眼内炎になって硝子体手術が必要になった場合
- 嚢が破れて水晶体が硝子体の中に落ち、硝子体手術が必要になった場合
- 緑内障の発作が起こった場合

手術を安心して受けられる病院5つの条件

①医師のレベル

執刀数
合併症の経験

②施設の質

支援機器が揃っているか

③眼内レンズの選択肢

海外・国内あわせて、数多くの眼内レンズのなかから、
患者一人ひとりに合ったレンズを提案できるかどうか。
眼内レンズに対する医師の知識も重要！

④緊急時の対応

合併症手術の経験があるかどうか
硝子体手術のできる医師がいるかどうか

⑤術後のケア・補正

術後の定期受診に通いやすい距離かどうか
安心して通える眼科専門医がいるかどうか

●角膜内皮細胞が極度に減少して角膜移植が必要になった場合
●不用意な乱視が出て、矯正の必要が生じた場合
●心筋梗塞などで全身症状が悪化し、緊急対応が必要になった場合

私のクリニックグループでは若手医師の施術でも、かならず経験豊かな医師がつくようにしていますので、合併症や硝子体手術などにも常に対応ができる体制をとっています。

一般的な眼科クリニックでは、地域の中核病院などと連携をしているところが多いと思いますが、少なくとも眼の合併症については、病院の規模の大小よりも、技術の優れた眼科医とつながりを持っているか否かがより大切になります。

⑤術後のケア、補正にも対応しているか

白内障手術の多くは日帰りで済みますが、治療は手術をしたら終わり、ではありません。手術後も定期的に眼科医の診察を受け、眼や眼内レンズの状態をチェックしてもらう必要があります。また手術直後や、時間の経過とともに補正が必要になること

もあります。そうした術後のケア、補正などにきちんと対応してもらえるかどうかも確認しておいてください。
手術の経験豊富な医師ならば、手術の際にすでに術後の補正も考えて施術をしてくれるものですし、患者の眼の状態や生活状況が変わったときに、どういう対策が可能かという提案をしてくれるはずです。
そういう技術のある医師、患者の希望や生活をよく考えてくれる医師ならば、手術後もよいおつきあいがしていけることと思います。

以上5点が、私たちが考える「白内障手術を安心して受けられる医師・医療機関」を選ぶポイントです。

逆に、治療費の安さや簡単な手術であることをむやみに強調する、患者の生活や眼の使い方について十分話を聞いてくれない、眼内レンズの種類が少なく特徴などについての説明があまりない、高額な多焦点眼内レンズばかりをしつこく勧める、緊急対応や術後の補正などについて納得できる説明がない、といった場合は、ほかの医療機関をあたったほうがいいでしょう。

白内障手術はその後の人生にもかかわる大切な眼の手術です。ご自分でもよく吟味して、信頼のおける眼科医・医療機関を選んでください。

第 4 章

アウトドアを楽しみたい、
インドアでのんびりしたい、
まだまだ現役で働きたい……

ライフスタイル別
レンズの選び方

自分にあった眼内レンズ選びが術後の見え方を左右する

本章では、白内障治療のなかでも進化の著しい「眼内レンズ」の種類や、選ぶ際のポイントなどについて解説していきましょう。

白内障治療で用いる眼内レンズは近年、種類がとても豊富になり、機能も複雑になっています。保険診療のシンプルな機能の眼内レンズがある一方、「遠くも近くもよく見える」といった高機能の眼内レンズも増えています。最近では海外のプレミアム眼内レンズも続々と開発されていて、それぞれ費用も大きく異なっています。

ほかにもレンズに色がついた着色眼内レンズ、乱視矯正機能のある眼内レンズなども種類が増えています。

こうなると「自分にあった眼内レンズはどれか」、「治療をするなら、費用が高くても高機能眼内レンズを選んだほうがいいのか」と、選択に迷ってしまう人も少なくないと思います。

白内障治療の眼内レンズ選択について、私が皆さんにお伝えしたいのは、すべての眼内レンズに特徴があり、メリットがあればデメリットもあるということです。大切なのは、費用ではありません。その眼内レンズを入れることで「どのように見えるようになりたいか」という希望であり、優先順位です。

もともと近視や遠視で眼鏡などを使用してきた人が、「若い頃のような見え方にしたい」というときは、保険診療の眼内レンズでも十分満足できる結果が得られるはずです。私もよく60代、70代の患者に「何歳の目に戻りたい？」と尋ねていますが、だいたい30～40代頃の視力に調整することが多くなっています。

一方、仕事などで、眼鏡を使わずに遠くも近くも見たいという場合、遠近両用の高機能の眼内レンズが選択肢になってきます。

ただし本書の前半でも述べたように、若い頃の人の水晶体のようにどこにでもピントがあう眼内レンズや、すべての希望を叶える眼内レンズは存在しません。

「読書が好きで本や新聞を眼鏡なしで読みたい」「夜間の車の運転で、見えにくいのをなくしたい」といった具体的な生活のシーンから、自分が大事にしたいポイントを考え、眼科医と相談して最適な眼内レンズを選んでほしいと思います。

眼内レンズの歴史と性能

眼内レンズは、今でこそ白内障治療に欠かせないものになっていますが、そもそもの開発のきっかけは、第2次世界大戦中のとある事故にあります。

イギリス軍の戦闘機が攻撃を受けてコックピットの天蓋《てんがい》（風防）が割れ、その破片がパイロットの眼に突き刺さってしまいました。医師は破片をとり出すことができず、放置することに。通常であれば炎症を起こして失明してもおかしくない状況ですが、その後の経過を診ていくと、破片が眼に留まっていてもまったく炎症を起こすことがありませんでした。

そこで「この素材ならば眼の中に入れても炎症を起こさない」と考えたイギリスの

眼科医ハロルド・リドレーが、戦闘機の天蓋と同じ素材で眼内レンズをつくり、白内障で濁った水晶体の代わりにしたのがはじまりです。

このコックピットの天蓋の素材は、ＰＭＭＡ（ポリメチルメタクソレート）という硬いアクリル樹脂、いわゆるプラスチックです。硬い素材なので、これを眼の中に入れるためには角膜を大きく切開する必要がありました。

その後、１９９０年代に入ると眼内レンズが大きな進歩を遂げます。シリコンや、軟らかいアクリル樹脂といった素材の眼内レンズが開発されたのです。これによってレンズを小さく折りたたんで眼内に入れることが可能になり、創口の小さな手術が可能になりました。

シリコン製とアクリル製ではそれぞれ一長一短がありますが、アクリルは長い年月のうちに劣化しやすいといわれ、長期的な安定性ではシリコンがやや上回ります。

現在の眼内レンズは次のページのような形をしています。レンズ部分は直径６㎜ほどの円形で、レンズから伸びる足（支持部）がついています。

レンズに別の素材の支持部をつけた「スリーピース」と呼ばれるタイプと、レンズと足が同じ素材で一体に成形された「シングルピース」というタイプがあります。
現在、国内8社がそれぞれ特徴を持つレンズをつくっており、2017年現在、国内で販売されている眼内レンズだけでも50種類以上に上ります。

白内障手術をする際に、「眼内レンズはどれぐらいもちますか」と患者によく聞かれますが、現在の眼内レンズは、数十年は使えるように設計されています。

ですからレンズが外れたり、目の組織が破損したりしない限り、そのまま長期的に使い続けることができます。私は、高齢の患者には冗談まじりに「皆さんが生きているうちは大丈夫」とお話ししています。

次に、眼内レンズの機能についてです。

現在、白内障治療に用いられている眼内レンズの機能を整理すると、おもに次の4つに整理できます。

①焦点の数
②レンズの色

眼内レンズの形、シングルピース、スリーピース

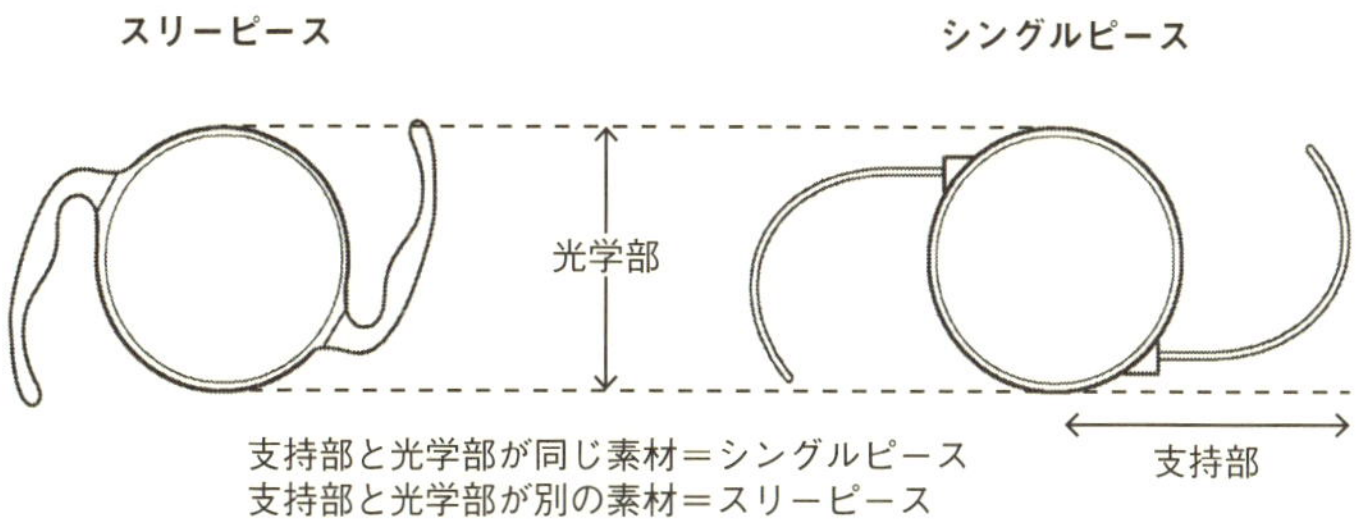

支持部と光学部が同じ素材＝シングルピース
支持部と光学部が別の素材＝スリーピース

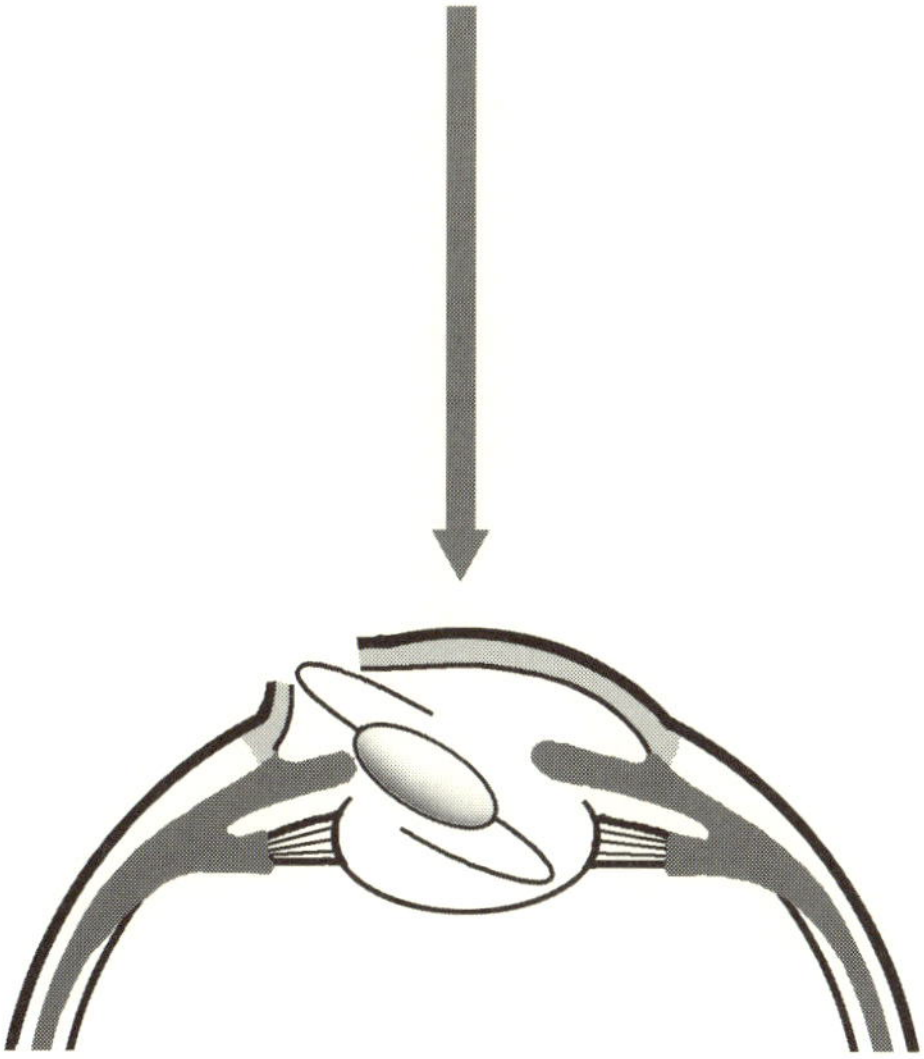

濁った水晶体をとり除いたあとに挿入する

③視界の鮮明さ
④乱視の矯正

これらの機能と、各レンズの特徴がどういうものなのかを知っておくと、眼内レンズ選択の際に医師に自分の希望を伝えやすくなります。

■眼内レンズの機能①焦点の数

まず焦点、つまりピントがあう場所がいくつあるかで、レンズの種類が異なります。眼内レンズは大きくいうと、焦点がひとつの「単焦点レンズ」と、焦点が2つ以上ある「多焦点レンズ」に分けられます。

●保険適用で入れられる「単焦点レンズ」

単焦点レンズというのは、ピントがあう場所がひとつの眼内レンズです。保険適用で、金額的にも少ない負担で入れることができる基本的な眼内レンズです。眼内レンズのピントをどこにあわせるかは、患者と医師とで話しあって決めます。

近くにピントをあわせた場合、近くはくっきり見える反面、遠くの視界はぼやけて

眼内レンズの見え方の違い

眼内レンズ	単焦点眼内レンズ	多焦点眼内レンズ
ピント	ピントがあう距離がひとつ 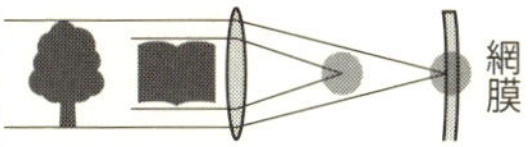 	ピントがあう距離が複数 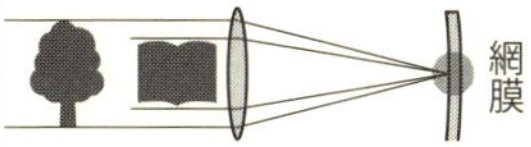
見える範囲	狭い	広い
見え方	どこか1カ所に焦点が定まるため、手もとから遠くまでのある1点のみがよく見える	さまざまな焦点距離を持つため、手もとから遠くまでよく見える

見えます。そのため車を運転するときや遠くを見る必要があるときは、近視用の眼鏡をかけて視力を補います。もともと近視の人や、すでに仕事を退職していて、室内で過ごす時間が長いという人は「軽い近視」にあわせておくと、室内では眼鏡なしで快適に過ごせることが多いと思います。

一方、もともと目がよかった人や遠視の人は遠くにピントをあわせておくと、見え方が自然に近くなります。ただし遠くにピントをあわせると、手もとなど近い位置のものがぼやけて見えにくくなりますから、手もとで新聞や本、スマートフォンなどを見るときは老眼鏡をかけることになります。

最近では高機能な多焦点レンズも多く開発され、レンズの選択肢は広がりました。しかし、人間の視覚や脳は非常に優れており、単焦点眼内レンズでも、手術前に老視のある年齢の方であれば、多くの人は日常生活に不自由は感じません。特に車の運転をする人（特に夜間）や手もとでの細かい作業をする人、緑内障や加齢黄斑変性症《かれいおうはんへんせいしょう》などのほかの眼の病気を持っている人は、単焦点レンズが向きます。

●2カ所以上に焦点があう「多焦点レンズ」

単焦点レンズの実際の見え方

ピントがあう距離が近く

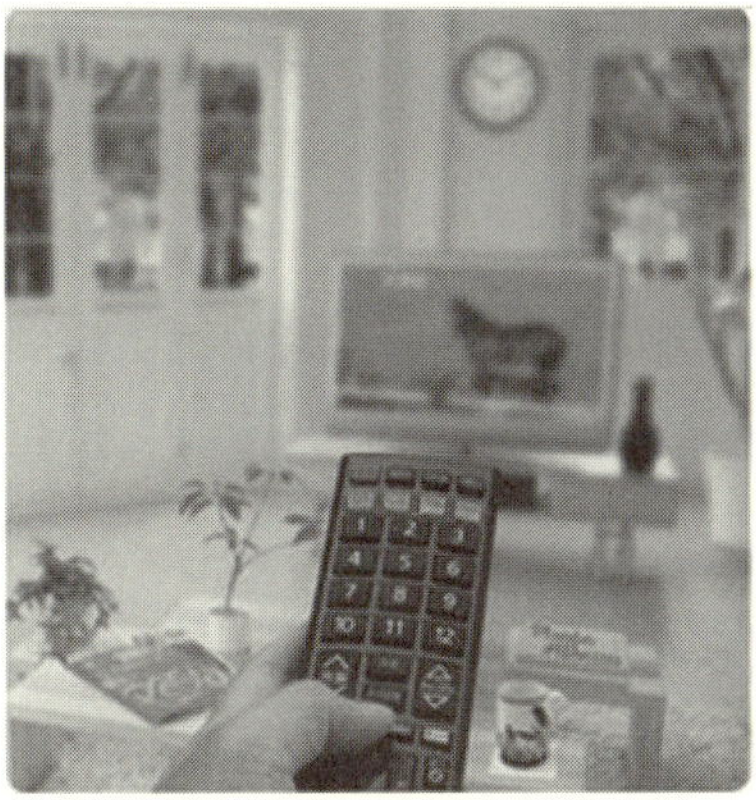

ピントがあう距離が遠く

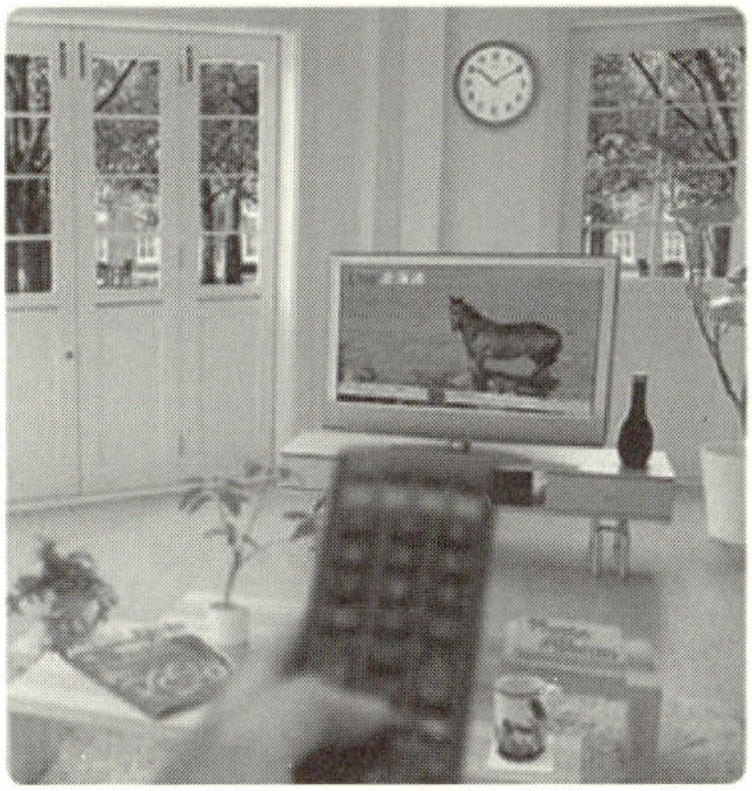

次に、焦点の数が2カ所以上あるのが「多焦点レンズ」です。

現在、日本で認可されている多焦点レンズは「遠方・近方」または「遠方・中間」の2点に焦点があうものです。多焦点レンズは保険適用ではないため治療費用は自費になります。ただし厚生労働省の定める先進医療に認定されている眼内レンズは、検査などの保険診療と共通する部分について保険が使えます。

多焦点レンズのメリットは、近くにも遠くにもピントがあうので、眼鏡を使用しなくても広い範囲が見えることです。「眼鏡なしで遠くも近くも見えるようになりたい」という希望に応えて開発されたレンズで、人によってはこのレンズを使用することで、まったく眼鏡がいらなくなることもあります。

しかし広い範囲が見えるとはいえ、見えにくい距離も存在します。焦点があう「遠く」と「近く」の中間の距離や、ごく近い距離で細かい文字を読む、精密な作業をするといったときは、眼鏡を使用したほうがいいケースもあります。

また、多焦点レンズは人の目とは異なるしくみで焦点をつくっていて、レンズ表面に小さな溝があるため、レンズに入った光が散乱しやすく、グレア（光のギラギラ感）やハロー（光の輪やにじみ）が生じやすいという特徴があります。

グレア現象とハロー現象

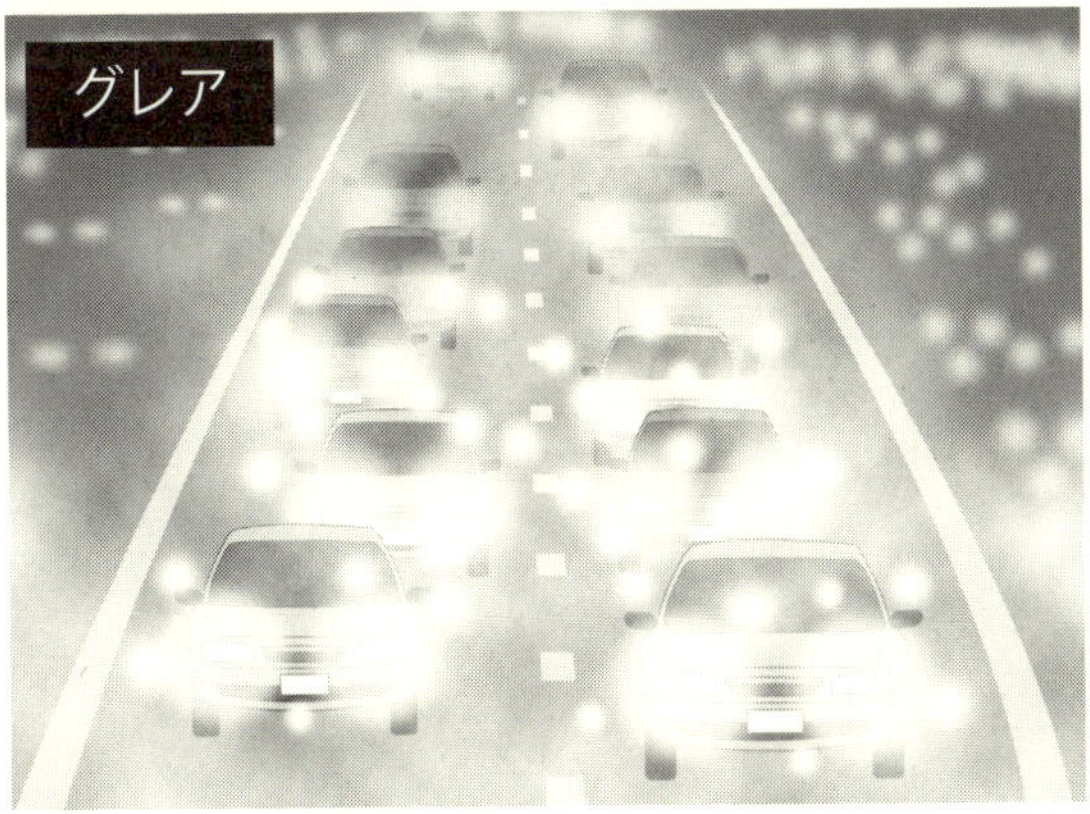

光がぎらついて見える

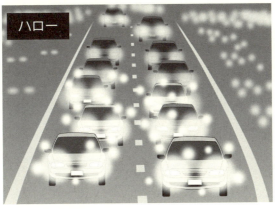

光がにじんで見える

特に夜に車を運転する人や、白内障の程度が軽い人などは要注意です。

この多焦点眼内レンズが登場した当初、海外などでは「遠くも近くも見えて、老眼が治る」ということで白内障のない人にも多焦点眼内レンズ挿入の手術がたくさん行われたことがあります。

しかし、白内障が進んでもともと光がぼやけて見えていた人には、眼内レンズにハロー・グレアがあっても「以前よりよく見える」という感覚になりますが、もともと老眼が軽く、目が見えていた人は、このグレア・ハローがたまらないということで、結局、ほとんどが眼内レンズを取り換えることになりました。

ですから、多焦点眼内レンズを使用するときは、私は患者には必ずこの症状を説明しますし、ほかにも、ピントがあう地点も単焦点ほどはシャープには見えないといった特徴を詳しく話すようにしています。

こうした点から多焦点レンズが向くのは、白内障が進んでいる人でできるだけ眼鏡をかけずに生活したい人、夜間の車の運転や手先の細かい作業をあまりしない人、緑内障などのほかの眼の病気を持たない人、などがあげられます。

なお、国内ではまだ認可されていませんが、海外では「遠く」「中間」「近く」の3

点にあう高機能多焦点レンズも出てきています。

■眼内レンズの機能②レンズの色

眼内レンズの機能の2つ目としては、レンズの色があげられます。レンズの色も大きく2種類あります。透明な眼内レンズと、黄色い色がついた着色眼内レンズです。

●より自然に近い色味を実現する「着色レンズ」

以前の眼内レンズは無色透明しかありませんでしたが、透明レンズの場合、光をよく通すので、術後に日中などはまぶしさを感じやすいという特性がありました。

また人間の水晶体はもともと少し黄色みを帯びていて、それがサングラスのように青い光をある程度カットしています。特に高齢になると水晶体の黄色みが強くなり、青い光を通しにくい状態になっています。それを手術によって透明レンズに入れ替えると、青い光を多く通すようになるので、視界に映るものの青みが強くなり、色の感じ方に違和感を覚える人も少なくありませんでした。

白内障手術による見え方の変化

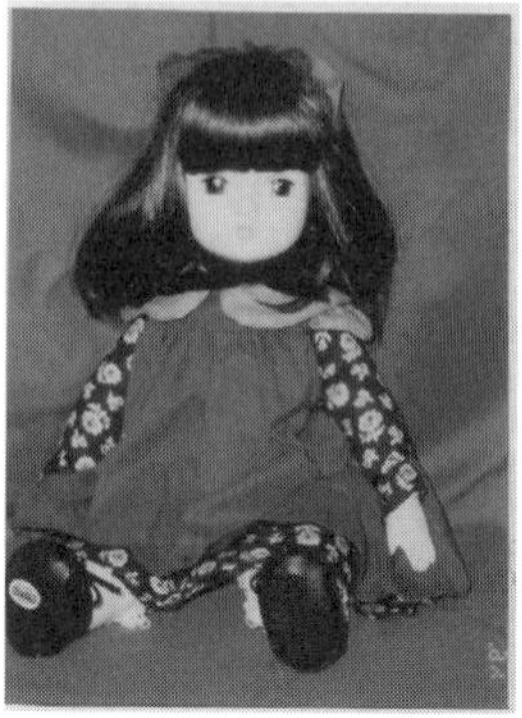

本来はこのような人形

術前(0.7)の
状態の見え方

術後(1.2)の
状態の見え方

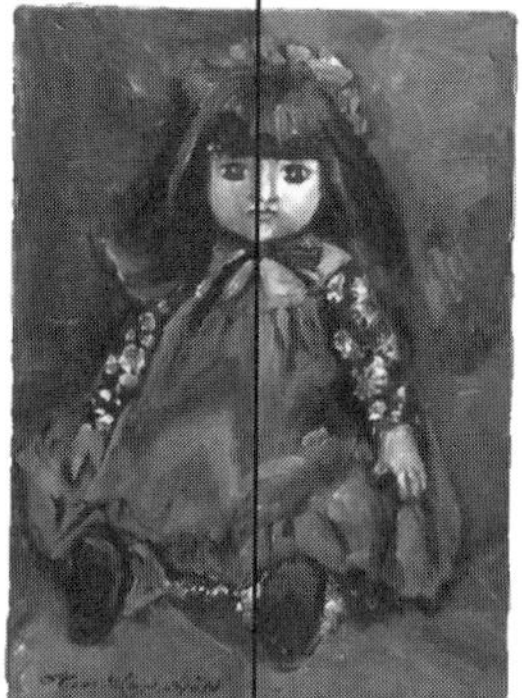

※術前後とも同じ照明条件

白内障で眼に光が届かず、人形が暗く見えていた。

そこで近年増えているのが、人工的に黄色く色をつけた着色眼内レンズです。着色眼内レンズは人の水晶体の状態により近いため、自然な色味の視界を再現することができます。現在の着色レンズには薄い黄色と濃い黄色のものがありますが、どちらも透明レンズに比べれば自然な色味の視界が得られます。強いていえば若い頃の眼の状態に近いのが薄い黄色レンズ、年をとってからの状態に近いのが濃い黄色のレンズといえます。

現在のところ、レンズの種類によって着色眼内レンズが選べるものとそうでないものがありますので、希望する場合は医師に相談してください。

着色眼内レンズでも、単焦点レンズは保険適用で入れることができます。多焦点の着色レンズは自費（一部、先進医療適用あり）になります。

●着色レンズは不眠や高血圧を改善する

実は着色眼内レンズには「自然な色味」や「まぶしさの低減」ということ以外にも大きなメリットがあります。それは着色眼内レンズの使用によって、不眠などの睡眠障害や高齢者のうつ状態、高血圧が改善する、という効果が研究により分かってきていることです。

高齢になると、不眠などの睡眠障害を抱える人が多くなりますが、その原因として少なくないのが体内時計の乱れです。

私たち人間は、体内に1日の生体リズムを刻む体内時計をもっています。これによって朝に目が覚め、昼間活動をして夜になると眠くなるという、1日24時間のリズム（概日《がいじつ》リズム）がつくられています。

この体内時計に大きく関わるのが、眼に入る光です。眼の網膜にあるメラノプシン神経節細胞という光受容体が光を感じると、その信号が脳に送られ、概日リズムを調整します。ところが白内障になって眼に入る光が少なくなると、この機能がうまく働かなくなり、早朝に目覚めてしまって眠れない、夜になかなか寝つけないといった睡眠障害を引き起こします。

それが白内障手術をして再び眼に十分に光が入るようになると、また脳にきちんと信号が届くようになり、睡眠リズムが整ってくるのです。

高齢者の睡眠障害は、気分の落ち込みや意欲の低下といった抑うつ症状につながる

眼内レンズを使うことで睡眠の質が改善した

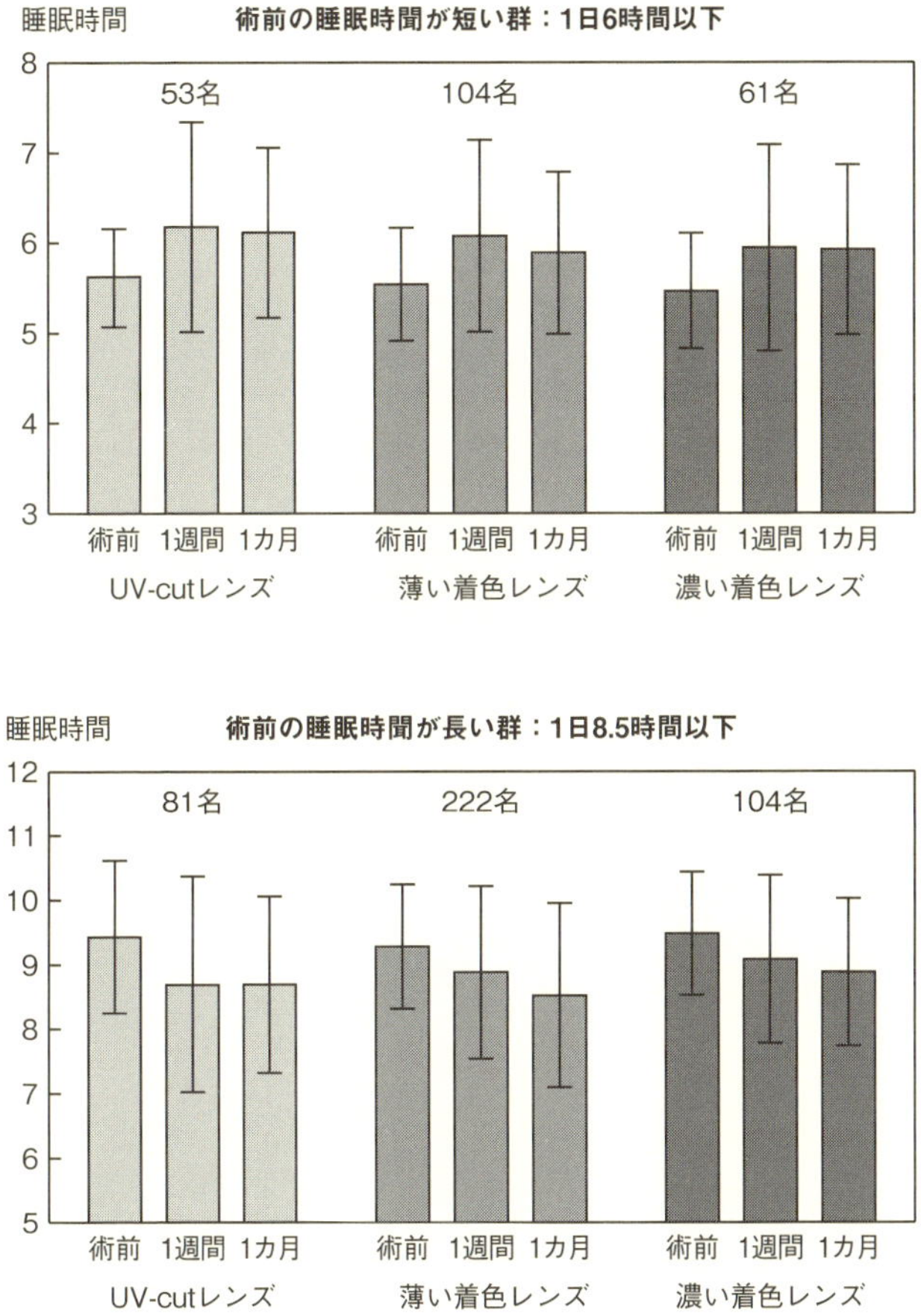

ことも少なくありません。白内障手術によって睡眠障害が改善し、夜にしっかり眠れるようになると、そうした症状の改善も期待できます。

さらに着色眼内レンズを使用することで、高血圧が改善する効果も確認されています。着色眼内レンズでなぜ血圧が下がるのか、その理由はまだ明確に分かっていませんが、白内障で目が見えづらい状態にあると、身体が無意識に緊張した状態になり（過緊張）、それが血圧上昇を招いているのではないかと私は考えています。

私のグループの研究でも、睡眠障害と高血圧の改善を確認しています。対象は、白内障治療で眼内レンズを挿入した患者１３６７名。透明眼内レンズ（ＵＶカット）、薄い黄色の着色眼内レンズ、濃い黄色の着色眼内レンズを入れた各グループの術前・術後の血圧を測定して比較したところ、着色眼内レンズを入れた患者は薄い黄色でも濃い黄色でも、術後の血圧が有意に低下しており、術後１カ月が経過しても血圧が下がった状態が続いていました。

また同じ研究で睡眠時間の変化も確認したところ、睡眠が短い人（１日６時間以下）は術後に睡眠時間が長くなり、逆に睡眠が長かった人（１日８・５時間以上）は

着色レンズを使うことで血圧が改善した

手術前後の血圧（全症例1367名）

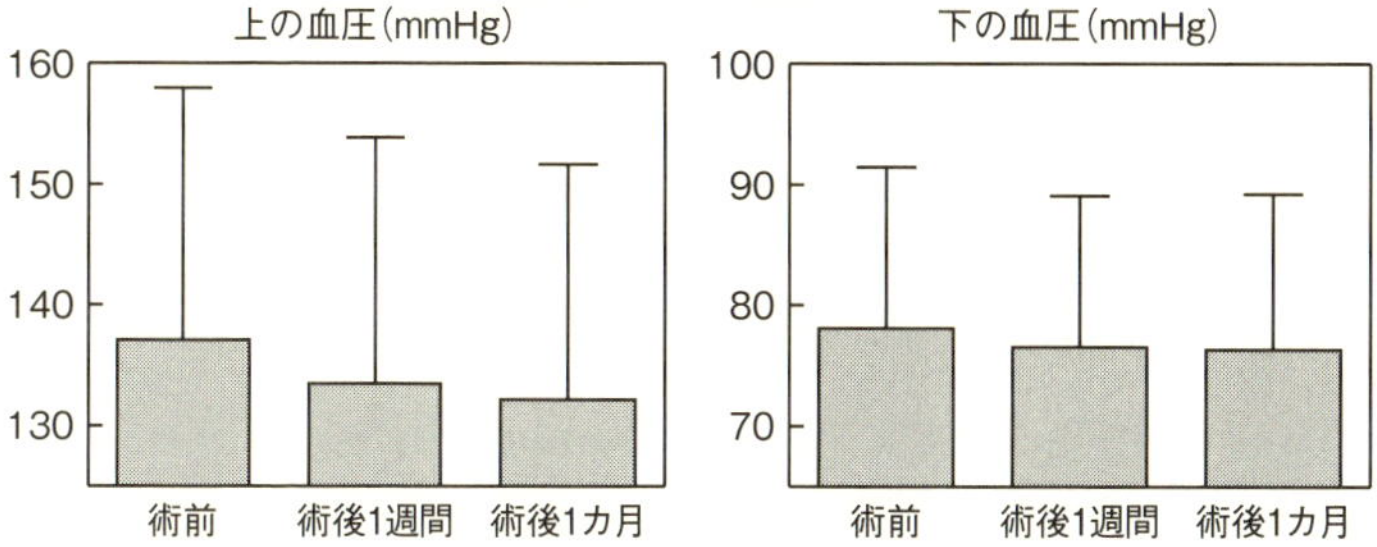

手術前後の血圧（高血圧症650名）

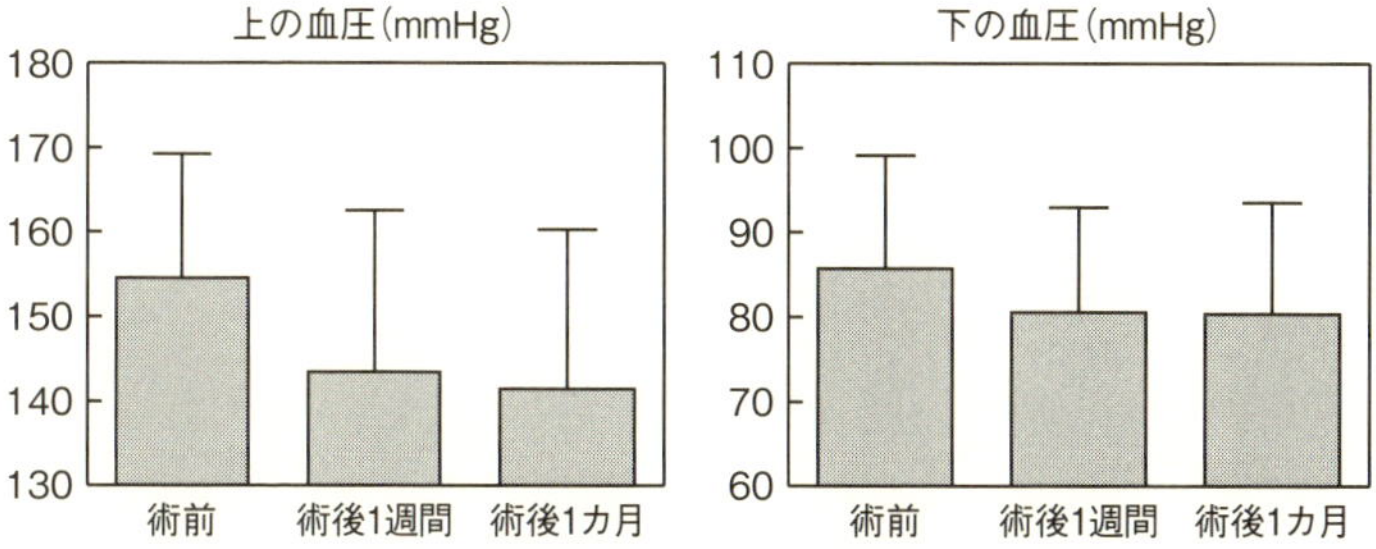

上の血圧　術前からの変化量

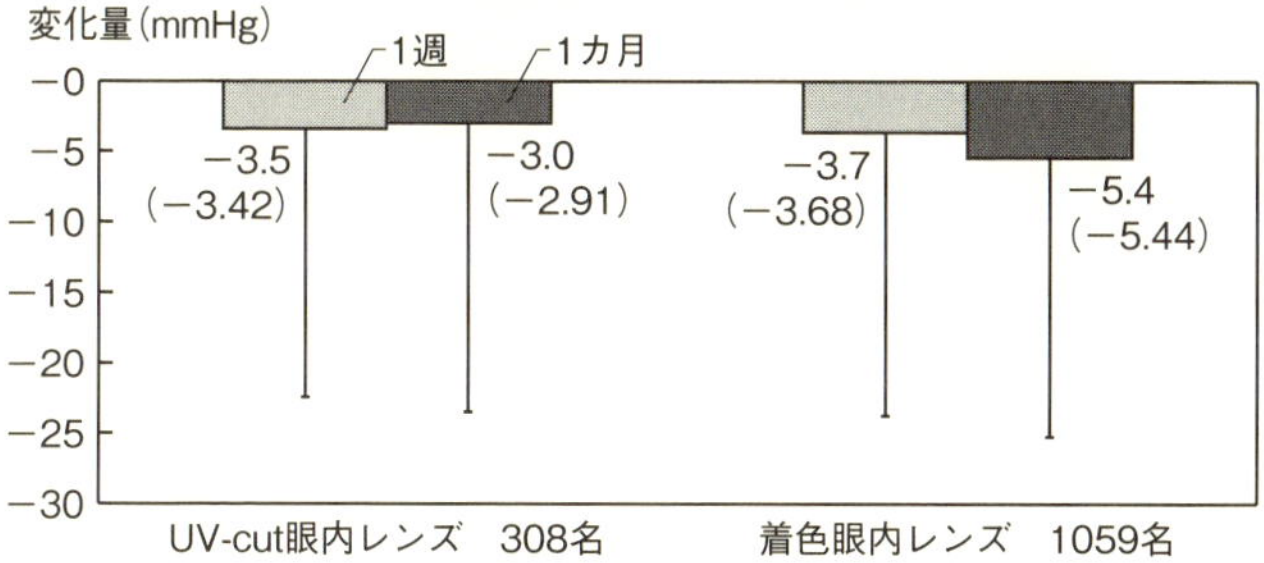

短くなったことが確認されました。白内障手術によって概日リズムが整い、適正な睡眠時間に近づいたということです。

●人の目と光の透過性が異なるレンズに注意

着色眼内レンズは、睡眠障害や高血圧を改善するといった健康効果も期待できるレンズですが、最近新しく登場した紫色光吸収タイプの着色眼内レンズ「テクニス・シンフォニー・オプティブルー」には、注意が必要です。人間の水晶体とは光の通り方が異なるからです。

人の水晶体は、380~780㎚（ナノメーター）の波長の光を通します。これを目の網膜の光を感じる細胞が感知することで、私たちは紫から赤までの可視光、いわゆる虹の7色を見ることができます。

そして2011年、人間の眼にはこれまで知られていなかった光を感じる細胞（OPN5）があることが、確認されました。OPN5は人の目に見えない紫色光をわずかにキャッチしていて、その働きはまだよくわかっていませんが、概日リズムや季節の感覚に影響を及ぼしている可能性があると考えられています。

眼内レンズ7社の分光透過率

(1)比較的薄い着色レンズ

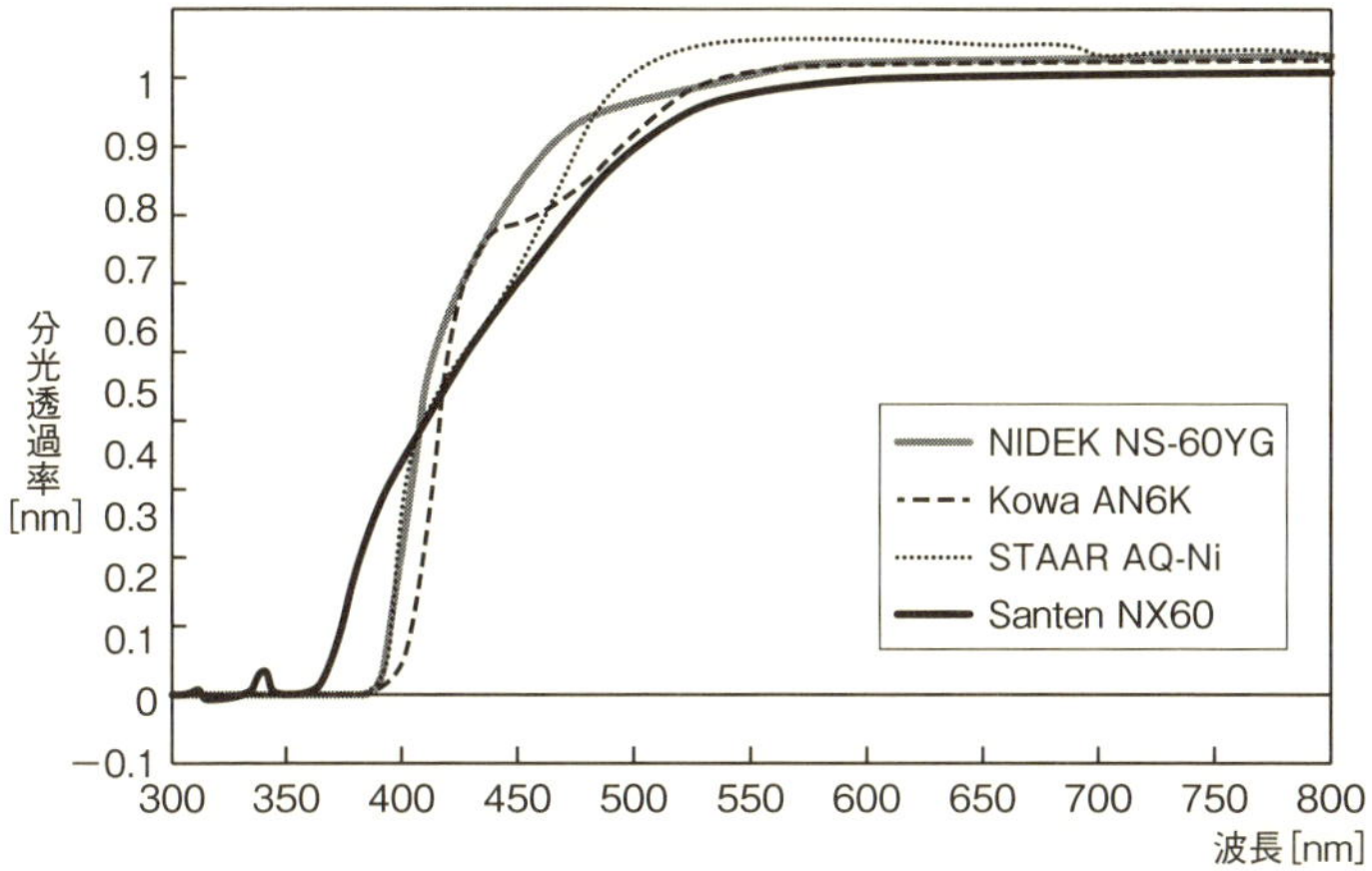

(2)比較的濃い着色レンズ(2社)と非生理的な分光透過率を有する着色レンズ

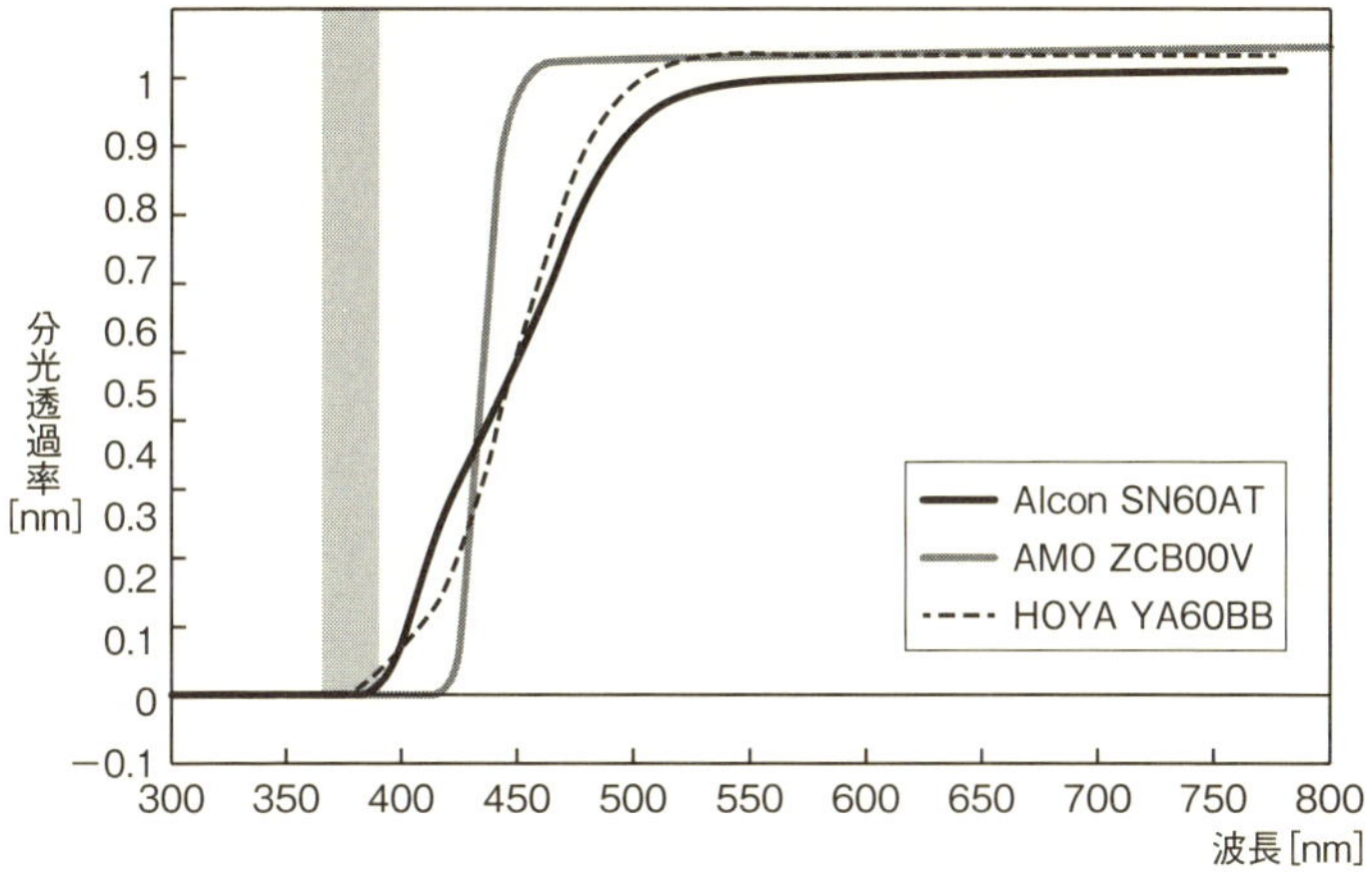

これは人間以外の動物の視細胞にもあり、クマなどの冬眠や鳥類の渡りなどにも関連しているといわれます。

ところが、この紫色光吸収タイプの眼内レンズは、有害な紫外線を除去するため、420㎚以下の紫色光を100％カットする設計になっています。つまり、本来は人の眼で感じているはずの紫色の光をまったく通さなくなるため、概日リズムや季節の変動などの感覚を正しく感じられなくなる恐れがあるのです。

これは日本だけで販売されている着色レンズですが、通常の単焦点眼内レンズだけでなく、多焦点眼内レンズやトーリック眼内レンズにも用いられています。新しい性能の眼内レンズではありますが、人の眼の生理的な機能と異なるものであり、思わぬ副作用が生じる可能性もあるので気をつけてほしいと思います。

■眼内レンズの機能③視界の鮮明さ

機能の3つ目は、レンズの形状による視界の鮮明さです。

眼内レンズには、レンズ表面が完全な球面である「球面レンズ」と、表面のカーブに特殊な加工がほどこされている「非球面レンズ」があります。

●よりクリアな視界が得られる「非球面レンズ」

これまで眼内レンズは、表面が球面である球面レンズが主流でした。ただし完全な球面の場合、レンズ中央部に比べ、レンズの周縁部を通る光は屈折が強くなり、網膜で像をむすぶ位置が微妙にずれてしまいます（これを収差《しゅうさ》といいます）。これにより、少しピントがぼけた感じになってしまい、特に夜間や暗いところでの視力が落ちるという欠点がありました。

これを補うために開発されたのが、「非球面レンズ」です。

レンズ表面のカーブを加工することで収差を少なくし、目に入った光が1点に集まるように設計しているためピントがあい、よりクリアな視界が得られます。また夜間や薄暗いところでの見え方が向上し、グレア（ギラギラ感）やハロー（にじみ）も抑えられるので、夜間に車の運転をする人にも適しています。

この技術はカメラのレンズや眼鏡などにも用いられていて、最近の眼内レンズも多くが非球面レンズになっています。しかし、あまりにピントをあわせすぎてしまうと、かえってシャープに見えすぎてしまったり、見える範囲が限られてしまうこともあります。人間の目は、少しくらい見えづらいものでも、脳をとおして見やすく処理しています。また最近は、ＥＤＯＦレンズなどのようにピントをしっかりとあわさずとも広い範囲が見えやすいレンズもあり、すこしぼけた状態で「ある程度見える」範囲を広げておいたほうが、脳が処理してくれるため、見やすくなるということがあるのです。必ずしも収差や乱視をなくせばよいというわけではないため、医師と相談してください。

■眼内レンズの機能④乱視の矯正

眼内レンズの機能の４つ目が、乱視の矯正です。

これまで紹介してきた眼内レンズは、近視や遠視については矯正ができます。最近は術前検査の精度が高くなっているため、近視や遠視だけの人は白内障手術をすると、ピントのあうところは裸眼でとてもよく見えるようになります。

しかし残念ながら、通常の眼内レンズに乱視の矯正機能はありません。そのため乱視が強い人は、乱視によるぶれを眼鏡で矯正しなければなりませんでした。そこで開発されたのが、乱視矯正機能を持つ「トーリックレンズ」です。

非球面レンズのしくみ

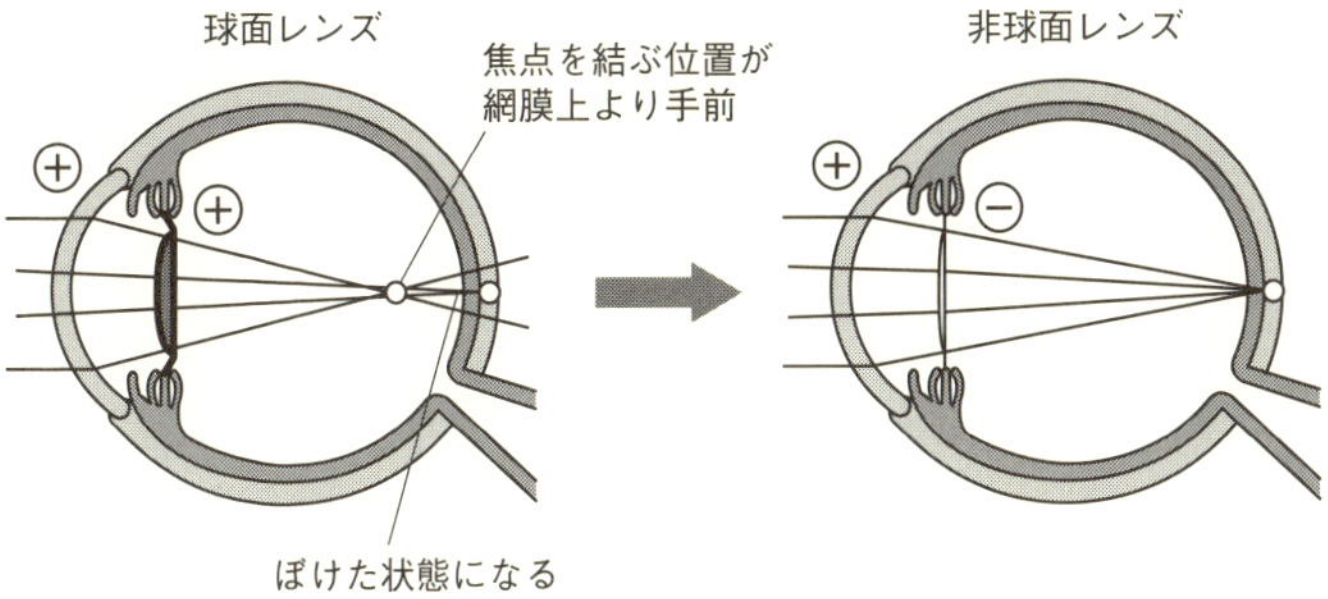
球面レンズ
焦点を結ぶ位置が
網膜上より手前
非球面レンズ
ぼけた状態になる

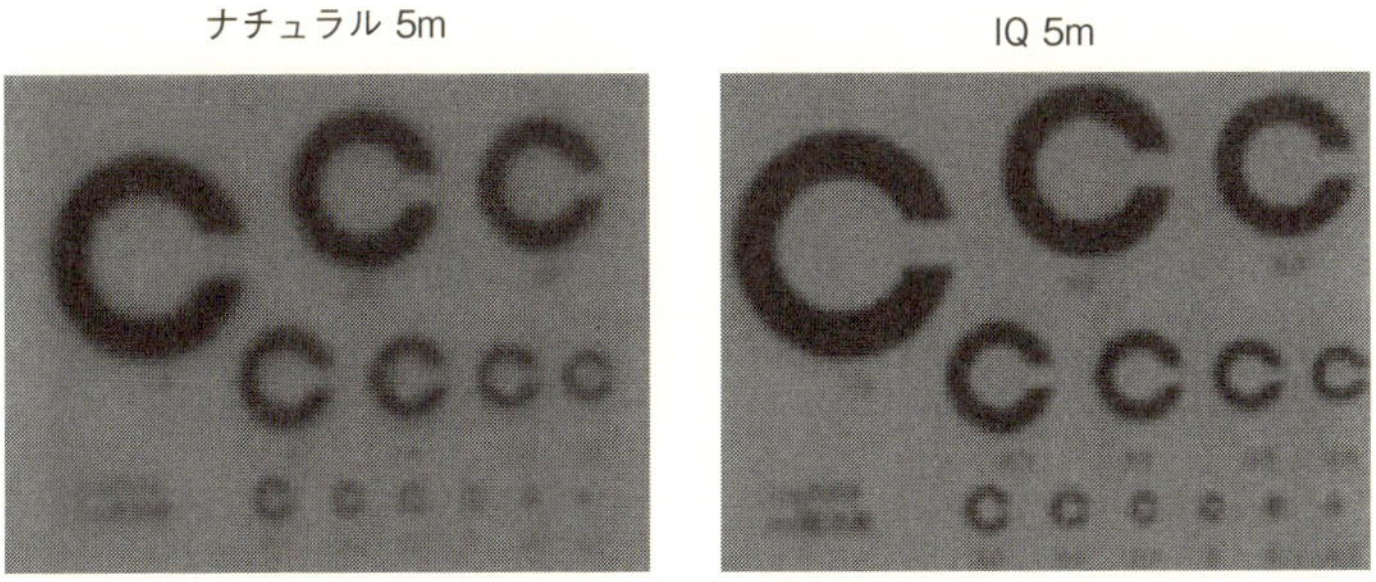
ナチュラル 5m
IQ 5m

●乱視を矯正してブレを抑える「トーリック眼内レンズ」

乱視というのは眼の角膜にゆがみがあり、それによってものがぶれたり、ぼやけたりして見える状態です。乱視のある人は意外に多く、角膜のゆがみ方によって直乱視、倒乱視、斜乱視などの種類があります。

トーリック眼内レンズは、角膜乱視のゆがみを打ち消すような特殊なゆがみをつけたレンズです。これによって乱視の強い人でも、裸眼でよい視力が得られるようになります。

ただし、乱視のゆがみの量やゆがみの角度などが正しくあっていないと、期待したような効果は得られません。手術するときは、乱視矯正技術の高い医療機関で施術を受けることをお勧めします。

トーリック眼内レンズは保険適用になっていますが、通常の単焦点眼内レンズに比べて価格が高いことと、手術に高い技術を要するわりに診療報酬点数は他の治療と同じで医療機関の費用負担が重く、「トーリック眼内レンズを使うほど、クリニックは赤字になってしまう」ため、とり扱っていない眼科もあります。

そういう意味では、必要な患者のためにトーリック眼内レンズを揃えている医療機

トーリック眼内レンズの乱視軸調整

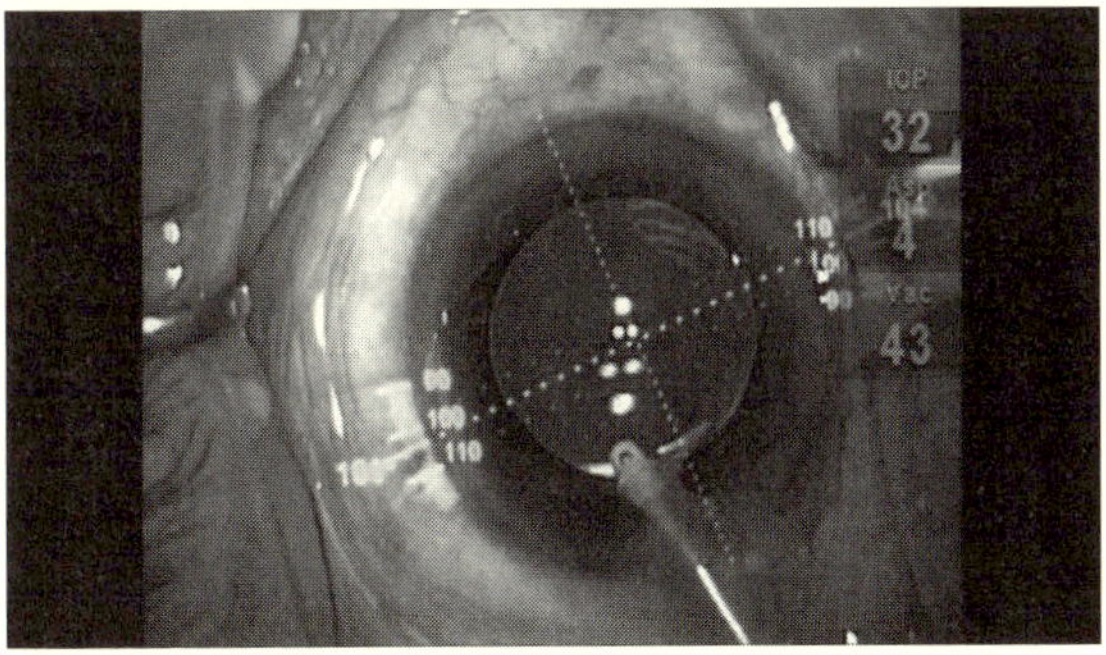

手術中に乱視の度あわせをしながら調整を行う。

裸眼視力がよいのは術後の乱視が少ない方

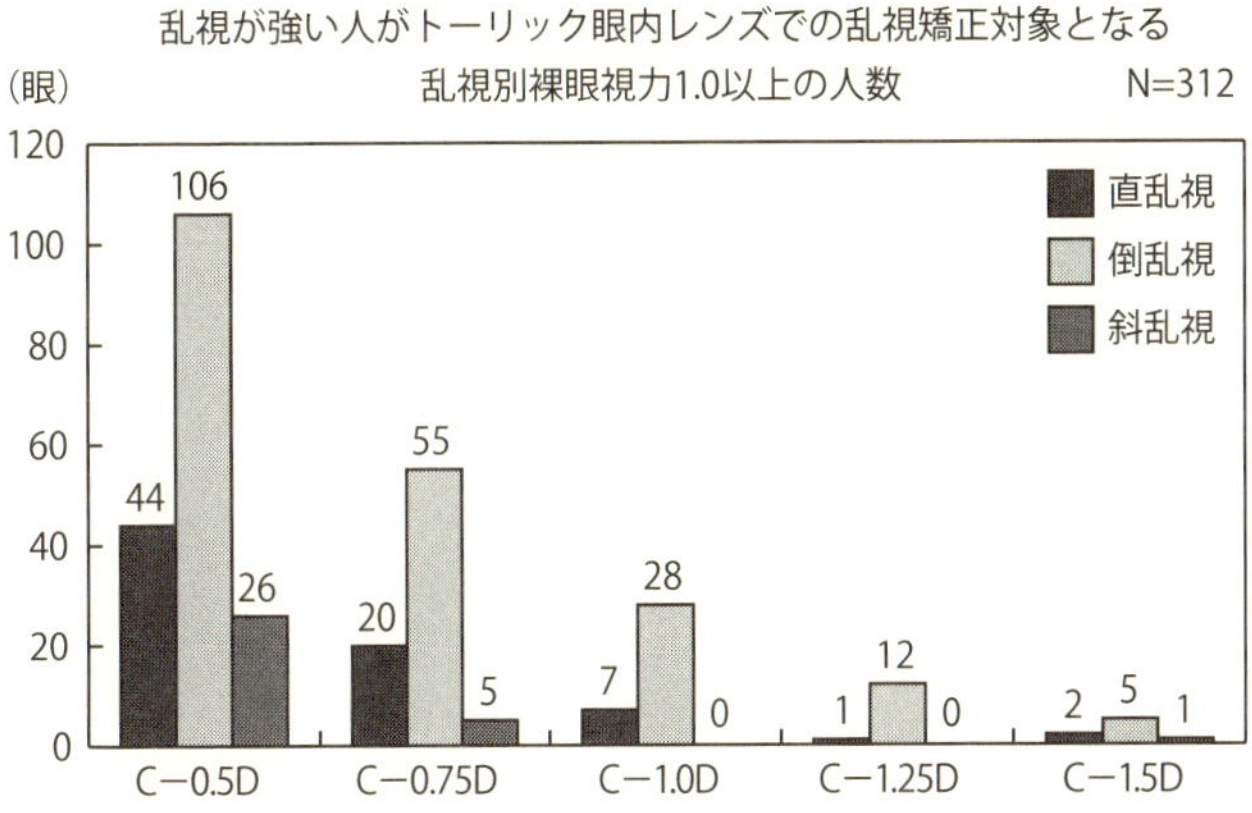

関は、患者本位で良心的と考えていいと思います。ちなみに私のクリニックでも、全体のレンズの10％以上の割合でトーリック眼内レンズを使用しています。

■その他のレンズ

ここまで、国内で認可された眼内レンズを中心に機能ごとに整理してきました。白内障治療で用いる眼内レンズには、このほかに海外で販売されている高機能プレミアム眼内レンズもあります。

日本国内ではまだ認可されていない製品ですが、海外では各国の承認を受けて白内障治療に使われているもので、希望があれば、医師の責任と判断で海外からとり寄せて使うことができます。

海外のプレミアム眼内レンズには、オーダーメイドのものもあります。患者の眼の状態や屈折率などのデータを眼科医が計測してメーカーに送り、その人専用の眼内レンズを設計・生産してもらうのです。既製品の中からその人にあうものを選ぶのではなく、その人の眼にぴったりあった製品をつくってもらうわけですから、確率的には装着したときに高い満足感が得られるのですが、あくまで予測でしかありません。ど

3焦点のトリフォーカルレンズ

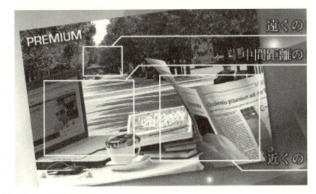

近く、遠く、中間距離の3点に焦点があう

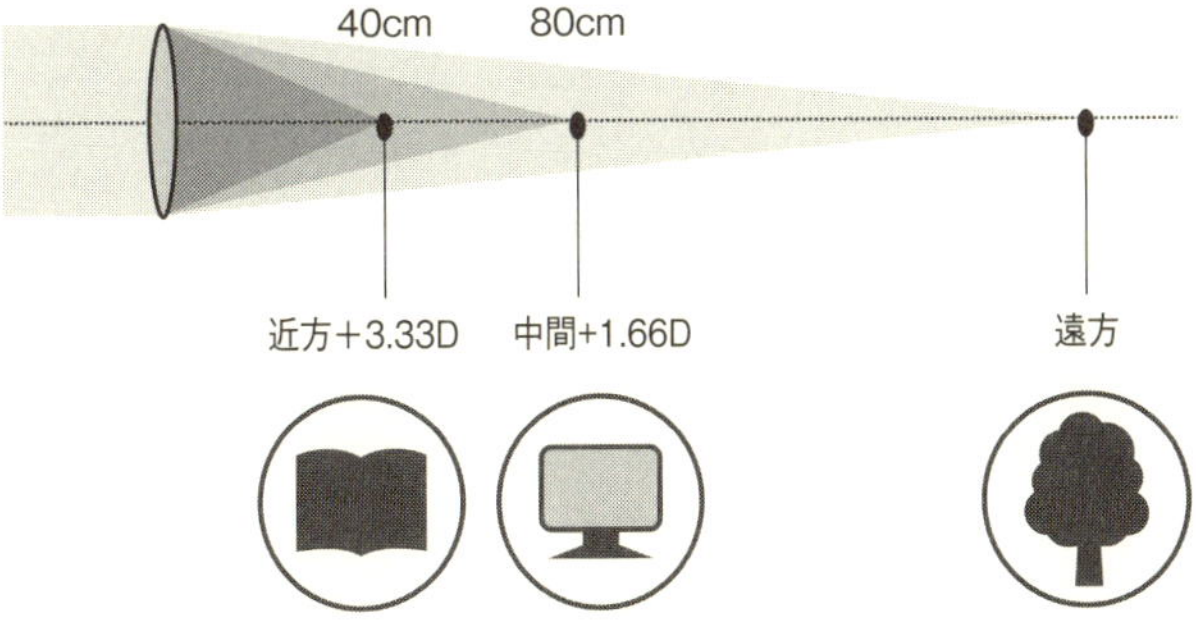

んなによいレンズを選んでも、狙った度数が実現できるのは9〜9・5割にとどまります。それよりも、術中に水晶体をとり除いてから度数を測る「オラ」などを使って、実際の見え方を補正することが大切です。

こうした海外の眼内レンズは、費用はすべて自費になるので高額ですが、これまでの眼鏡やコンタクトレンズの矯正視力に不満を感じている人や、近視や乱視が強く、ほかのレンズでは思うような視力が出ない人、より質の高い見え方を求める人にとっては、検討する価値があるものです。ただし、先進医療の認定になっているものに比べて国の許可がおりていないため、レンズにトラブルがあって入れ替えなければならない場合も自己負担になるなど、保障やアフターフォローがない点は気をつけなければなりません。

●3焦点の「トリフォーカルレンズ」、最新の「EDOFレンズ」

海外のプレミアム眼内レンズで注目されているのは「トリフォーカルレンズ」です。

国内で認可されている多焦点レンズの多くは「遠く」と「近く」の2焦点ですが、トリフォーカルレンズは「遠く」「中間」「近く」の3点に焦点があうのが特徴です。

この眼内レンズは、「遠方&近方」の2焦点デザインと、「遠方&中間」の2焦点デザインを組みあわせることで、3焦点を実現しています。遠景から手元まで、非常に広い範囲がクリアに見えるので、2焦点の眼内レンズに比べて眼鏡の必要度も断然少なくなります。

さらに最新の眼内レンズでは、EDOF（Extended Depth Field：イードフ）というタイプも登場しています。

これは焦点深度（ピントがあう距離）を広げることでクリアに見える範囲を拡大し、遠景から近距離まで連続してなめらかに見えるようにしたものです。スマートフォンのアイフォンもこの技術を使用していることは有名です。脳の高次処理機能によってぼけた像を補正するため、従来の多焦点眼内レンズの弱点だったハローやグレアも軽減されますが、脳の働きに依存するため一人ひとり見え方が違うことがあります。

こうした海外の多焦点眼内レンズのよさを実感するいちばんのポイントは、「ほとんどの人が眼鏡のわずらわしさから解放される」ことでしょう。

２０１８年１月に京都で開催された眼科手術学会では、「海外のプレミアム眼内レンズを入れた患者の９割以上の人が眼鏡を使わずによく見えるようになった」という報告もありました。

この学会で私は、白内障治療で海外の多焦点眼内レンズを自分自身の眼に入れた眼科医の体験を話してもらうセミナーを企画しました。眼内レンズを入れたときにどのように見えるのかというのは、厳密には、体験した本人でないとわかりません。精密な眼の手術を仕事とする白内障の専門医たちが、海外の多焦点眼内レンズを入れてどのような視力になったのかは、私も非常に興味をもって聞きました。

体験を話してくれた４人の医師が選択した眼内レンズは、「レンティスＭプラス（分離屈折型２焦点）」「ファイン・ビジョン（回折型３焦点）」「テクニス・シンフォニー（回折型ＥＤＯＦ）」など。

手術法も通常の手技によるもの、フェムトセカンドレーザーによるものなど、さまざまでしたが、術後のハロー・グレアも数日から１カ月ほどで慣れ、日常生活から診療、手術まで問題なくできる快適な視力を取り戻したということでした。ちょっとした見えにくさは脳が補正をしてくれるので、術前に想定した視力よりもよく見えると

EDOFレンズ

AcrivaUD Reviol Tri-ED

- 3焦点の眼内レンズ。特殊な構造により、近方から中間、遠方までスムーズに見られる。
- グレア、ハローが軽減される

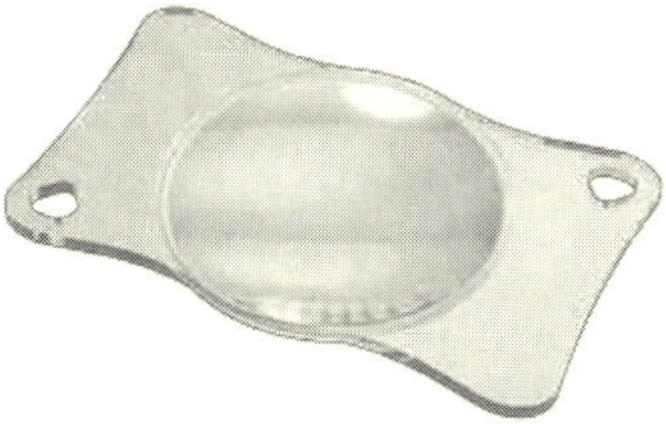

VSY Biotechnology社

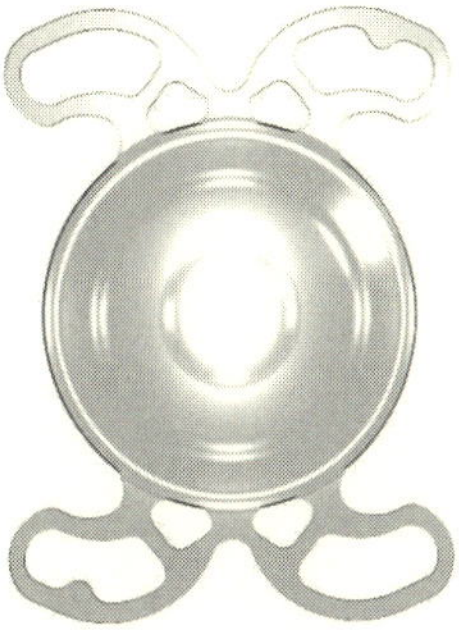

SIFI社

MINI WELL READY®

- 多焦点眼内レンズ（球面収差型EDOFレンズ）。遠くから近くまで、自然な見え方が実現
- ハロー、グレアはほぼなし

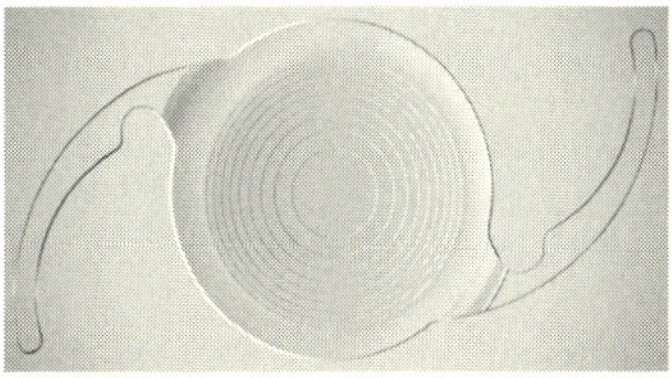

AMO社

テクニス・シンフォニー®

- 回折型EDOFレンズ。見え方の質の低下を抑えた設計
- 先進医療保険の対象となる
- 乱視矯正も可能

の感想もありました。

ある一人の眼科医は、デメリットとして、自動車の運転で夕方や明るい交差点を通行時に、ハローが生じやすいことを挙げていました。しかしそれ以外は大きな不都合はないということで、総じて高い評価という印象でした。

もちろん、だからといって、すべての人に海外の多焦点眼内レンズが最適というわけではありません。こうした海外のプレミアム眼内レンズはまだ開発されて時間がそれほど経過していません。メリットがある一方、現時点で自覚されていないものも含め、副作用がある可能性は残ります。紹介した眼科医の体験もひとつの参考として捉えていただければと思います。

●強膜固定を考えた「フックドハプティクス」

眼内レンズ自体の性能からは話がそれますが、加齢や病気により、水晶体嚢などの目の組織が弱くなっている人は、強膜固定術という手術を行うことがあります。眼内レンズにも、この術式に向いた製品があります。

フックドハプティクスの眼内レンズ

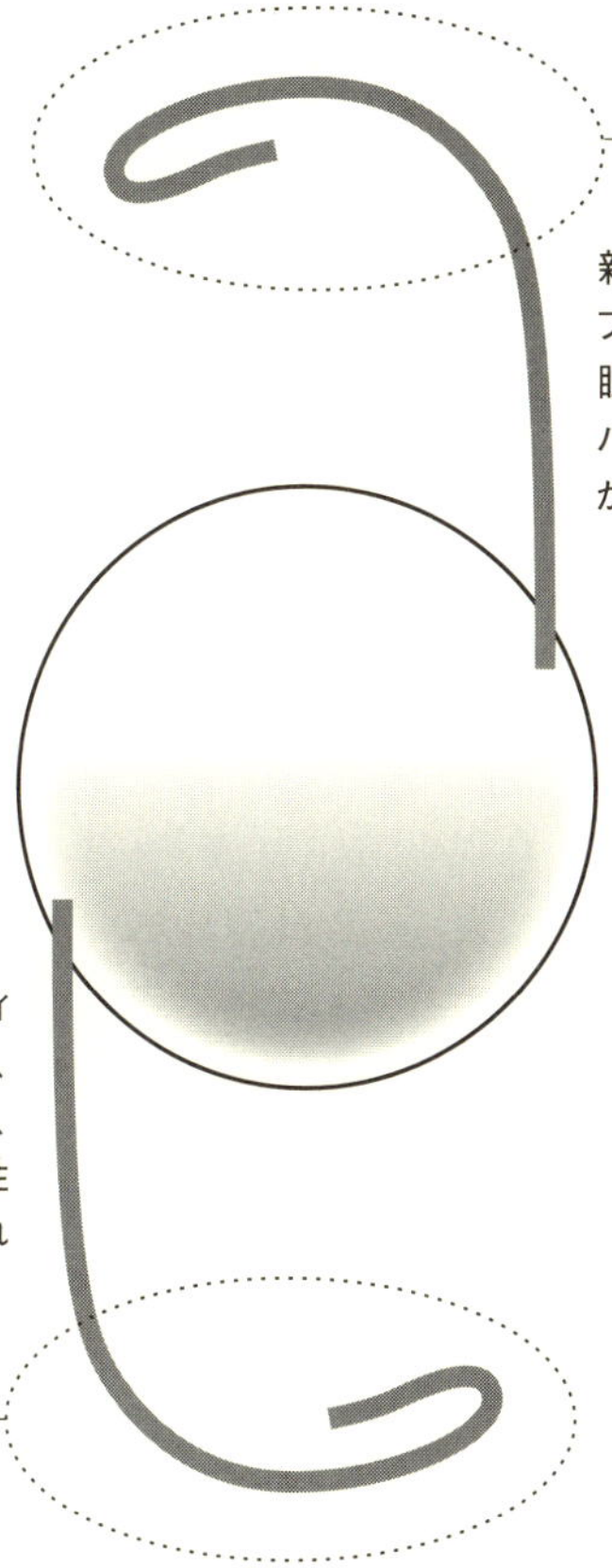
新たに開発・作成したフックドハプティクス眼内レンズ。ヨーロッパで認可を受け販売が開始された。
眼内レンズのハプティクスの部分を改良し、胸膜固定しやすくし、眼内レンズの安定性もよくなるよう設計されている。

※イメージ図

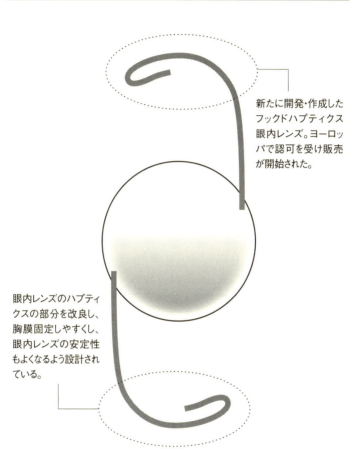

多焦点眼内レンズの種類

国内承認多焦点レンズ	海外承認多焦点レンズ		
		トリフォーカルレンズ	EDOFレンズ
2点（近くと遠く）	2点（近くと遠く）	3点（近くと遠く、中間）	近く～遠く
回折型多焦点眼内レンズ ・近くが見やすい。日本で普及しているタイプ ・暗い場所では見えにくい	分節型レンズ ・暗い場所でのにじみが少ない。遠方が見やすい	3焦点回折型レンズ ・遠くと近くだけでなく、中間距離が見える	近くから遠くまでが自然に見える
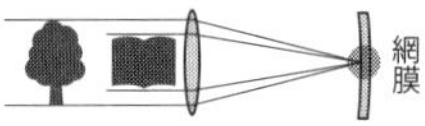		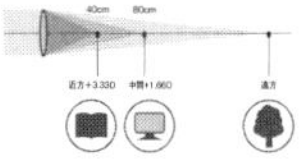	
ある	少ない	ある	少ない
×	○	×	○

③視界の鮮明さ（レンズの形状）	球面レンズ・非球面レンズがある
④乱視の矯正	トーリックタイプもあり

単焦点眼内レンズの種類

	単焦点レンズ
①焦点の数	1点（近くか遠く）
	・近くか遠く、どちらか一方にピントを合わせる。近くにピントを合わせた場合は、遠くのものを見る際に眼鏡を使う
	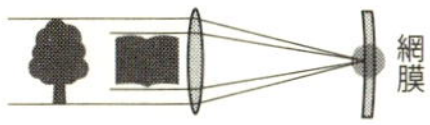
ハロー・グレア	少ない
夜間の見え方	○

②レンズの色	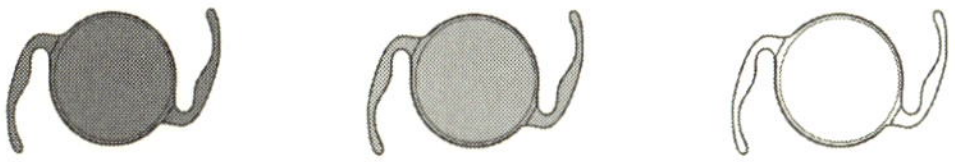 年齢によって濃さを選択

それは「フックドハプティクス」と呼ばれるものですが、眼内レンズの足（支持部＝ハプティクス）が長く、先端がフックのような形をしているために強膜固定がしやすく、眼内レンズの安定性もよくなる設計になっています。実はこれは私たちがデザインして開発したものです。現在、ヨーロッパで認可を受け、２０１７年より販売がはじまっています。

日本で使う場合、海外のプレミアム眼内レンズと同様に全額自費になりますが、高齢の患者や白内障以外の眼の病気がある人などに向けて、今後はこうした種類の眼内レンズも普及していくことが望まれます。

●左右の眼のピントを変える「モノビジョン法」

多焦点眼内レンズとは別に、手術後に眼鏡なしで生活を送れる方法があります。それが「モノビジョン法」です。

これは左右の眼内レンズの度数を調整し、一方のピントを遠くに、他方を近くに合わせる方法です。左右の眼がそれぞれ近くと遠くを認識するため、両眼で見たときに遠くも近くもある程度、見ることができます。

ただし、左右での視力差が出てくるため遠近感がつかみにくく、またはっきり感（コントラスト）が低下するといった問題もあるため、誰にでも適した方法とはいえません。希望する場合は医師の十分な説明と、本人の理解が重要になります。

モノビジョン法は両眼とも単焦点レンズを使用するときは、保険適用の手術で行うことができます。

またやや特殊な方法ですが、片眼に単焦点眼内レンズを入れ、もう一方の眼に多焦点眼内レンズを入れるケースもあります。この場合は、費用は自費（または一部先進医療対象）になります。

この方法は、遠くから近くまで全体が見えるようになりたいけれども「見たい部分をよりクリアに見る」、「多焦点眼内レンズの弱点のハロー・グレアを減らす」「コントラスト低下を軽減する」といった効果を期待して行うものです。

やはり眼内レンズの種類にかかわらず、医師から十分な説明を受け、それぞれの特性を理解・納得したうえで決めてほしいと思います。

希望・ライフスタイル別眼内レンズの選び方

それでは、実際の眼内レンズ選びのポイントをまとめてみましょう。白内障治療を受ける患者からの希望で、典型的なものは次にあげたようなものです。それぞれについて眼内レンズ選びの考え方を説明しておきますが、これはあくまでも一例です。

その人の眼の状態や生活環境などによっても変わりますから、眼科医と相談する際の参考と捉えてください。

①室内で過ごすことが多く、近くを快適に見たい（近視がある）

すでに仕事をリタイヤしている高齢世代は自宅で過ごす時間が長く、室内生活が中心という人が多いと思います。

こういう人は、保険診療の単焦点眼内レンズから検討をはじめましょう。単焦点眼内レンズも以前に比べると、ずっと性能がよくなっています。単焦点の着色レンズを選び、生活スタイルに合ったかたちで度数を調整すると、日常生活を快適に送れることと思います。

度数あわせでは、室内で過ごす場合、「軽い近視」にしておくと室内のだいたいのところは裸眼でよく見えるようになります。私の症例のなかでも、もっとも視力が改善した人では、単焦点眼内レンズでほとんど眼鏡が不要になった人もいます。

読書やデスクワークで近い位置を長時間見ている、手元で精密な作業をするという人は、ピントの合う位置をより近くの30㎝程度にあわせるとラクですし、手元の視界がシャープに見えます。その代わり、少し離れた位置を見るときは近視用の眼鏡を使用することになります。

また、もともと近視だった人も、単焦点眼内レンズで近くに焦点を持ってくるのが基本です。近視の強い人は乱視をもっていることも多いので、乱視の程度が強いときは単焦点のトーリック眼内レンズも検討しましょう。

さらに近視の人で費用に問題がなければ、多焦点眼内レンズを選ぶという方法もあります。国内で認可された多焦点眼内レンズは「遠方・近方」の2焦点なので、もとからよく見えていた「近く」と、近視のために見づらかった「遠方」がいずれも眼鏡なしでよく見えるようになり、快適さを実感できます。

ただし遠方・近方の2焦点の場合、中間距離がやや見えづらくなります。またハロー・グレアが出やすいため、夜間の運転をする人は慎重に検討してください。緑内障や黄斑変性などの眼の病気がある人も、多焦点眼内レンズは向きません。

②もともと目がよく（または遠視）、遠くがよく見えるほうがいい

高齢世代で、若い頃から目がよく、眼鏡は老眼鏡しか使ったことがないという人は単焦点・着色の眼内レンズを選んで、遠くにピントをあわせるのがいいでしょう。手もとを見るときはこれまでと同様に老眼鏡を使うことになりますが、白内障になる前の目の状態に近いので、違和感が少ないはずです。

老眼鏡を使うのを減らしたいということであれば、多焦点眼内レンズを検討してみてください。先にもあげたような多焦点眼内レンズの特徴、注意点もよく理解したうえで、納得して選ぶことが重要です。

③仕事などで、遠くも近くも「眼鏡なしで」見たい

50〜60代の現役世代で、仕事などで「遠くも近くも見る必要がある」「眼鏡をできるだけ使いたくない」という人は、多焦点眼内レンズが適しています。白内障治療によって、部分的に眼鏡が必要になることもありますが、眼鏡のかけ外しのわずらわしさからかなり解放されます。

仕事をしている人は「遠方・近方」の2焦点だけでなく、中間距離もよく見えたほうがよいケースがあります。中間距離とは、75㎝〜1ｍのことで、ちょうどパソコンの画面を見るくらいの距離になります。「中間も含めてすっきり見えるようになりたい」「夜にも頻繁に車の運転をする」というときは、海外のプレミアム眼内レンズも検討してみてください。全額が自費になるので費用は高くなりますが、広い範囲がスムーズに見え、活動的に過ごせるはずです。また海外のプレミアム眼内レンズのなかには、

ハロー・グレアをほとんど生じない設計のものもあります。

なお多焦点眼内レンズは、精度の高い手術によってレンズの機能が発揮されます。多焦点レンズを希望するときは、技術の高い医療機関を選ぶことも大切です。

④夜間にも車の運転をよくする

前に、白内障手術のタイミングについて「生活に不自由を感じたら」というお話しをしましたが、「夜間の運転でまぶしさ・見えづらさを感じる」という自覚症状から、白内障手術を決断したというケースも多いようです。

夕暮れや夜によく運転をする人は、やはり単焦点眼内レンズから検討しましょう。単焦点眼内レンズならば、国内で認可された従来の多焦点眼内レンズに比べ、グレア・ハローがはるかに少なくなります。単焦点の着色レンズでもともとの視力にあわせて度数調整をし、眼内レンズで見えづらい部分は眼鏡で視力を補うことになります。

夜に運転をするけれども、眼鏡をかけたくない・眼鏡をかけられないという人は、海外のプレミアム眼内レンズを検討してみましょう。

ケース別お勧めの眼内レンズ

□ 手術後も眼鏡を使うことに抵抗感はない
□ これまでも眼鏡、老眼鏡をかけていた
□ 精密な作業や車の運転が多い
□ 白内障以外にも、緑内障などの目の病気がある

➡ 単焦点レンズ＋眼鏡
普段見ることが多い距離・位置に焦点をあわせると快適。

□ 近視がある
□ 室内で過ごすことが多く、新聞や本などをよく読む
□ 手芸や仕事などをするため、手元まではっきり見えるようにしたい
□ パソコン画面を見ていることが多い

➡ 単焦点レンズ＋近視用の眼鏡
近く～中間（30センチ～50センチ）に焦点をあわせる。遠くを見る際は眼鏡を使用する。

□ 近視ではない
□ 遠視がある
□ 仕事で遠くを見る必要がある
□ 旅行やゴルフなどが趣味

➡ 単焦点レンズ＋老眼鏡
遠くに焦点をあわせて、手元を見る際は老眼鏡を使用する。

□ なるべく眼鏡なしで生活したい
□ 遠近両用コンタクトを使っていた
□ 編み物、読書など手元の作業や車の運転はあまりしない
□ 白内障以外の目の病気はない

➡ 多焦点眼内レンズ
乱視が強い場合は、トーリックレンズを選ぶとよい。

※あくまで一例のため、眼科医と相談して決めましょう。

⑤30〜50代で、片眼だけ白内障治療をしたい

比較的年齢の若い人で片眼だけ白内障になり、眼内レンズ挿入をするときは、従来はもう一方の眼の視力にあわせ、単焦点眼内レンズを入れる方法が主流でした。しかし、手術をしていない眼は徐々に老眼が進み、左右の見え方に違いが出てくるため、眼鏡などで矯正しなければならないケースが少なくありませんでした。

それに対し、最近は白内障が生じた片眼に多焦点眼内レンズを入れると、眼鏡を使わずに長期間過ごすことができる、という報告もあります。長いスパンでの眼の変化を考えて多焦点を選ぶというのもひとつの考え方です。

ただ、片眼に単焦点眼内レンズを入れた場合でも、眼の状態が変わってきたときには、後からアドオン（2枚目）レンズで多焦点レンズを入れて補正をすることも可能です。費用負担などを含め、眼科医とよく相談してみてください。

第 5 章

生涯クリアな視界を維持する術後のケア

「一生よく見える目」の維持には定期受診が鍵

白内障治療の中心となるのは、濁ってしまった水晶体を眼内レンズに置き換える手術です。ただ、手術さえ済めば治療は終了というわけではありません。

私が白内障手術を受けた患者によく聞かれるのが、「手術後、いつまで眼科へ通えばいいですか?」という質問です。それに対して、私はいつも次のように答えます。「自分の眼でものが見たいと思う限りは、眼科へ通ってください」

なぜなら、手術後に合併症などのトラブルが起こることがあり、そのときに適切な処置を行わないと、十分な視力の回復が得られないことがあるからです。

特に術後1年ほどは、さまざまな合併症が起こるリスクがあります。手術が終わったからと油断をせずに、医師の指示を守って定期的に眼科を受診してください。

手術後1年を過ぎて特に問題がないときは、診察の間隔をかなり延ばすことができます。それでも、1年に一度は眼科を受診して、気になる眼の自覚症状がなくても、異常がないかを確認してもらってください。

中には手術後、数年してから発生してくる合併症もありますし、時間の経過につれて患者の眼の状態が変わり、不具合が起きてくることもあります。

手術によってよく見える目を手に入れた人も、それをその後もずっと維持していくためには、定期的な眼科受診を続けていただきたいと思います。

そこで本章では、白内障手術を受けた後のケアや注意点、補正が必要になった場合の対応などについて紹介します。

手術後は眼を清潔に保ち、刺激を避ける

日帰り手術の場合、手術終了後、特に異常がなければ帰宅できますが、術後翌日は必ず診察を受けてください。その後は医師の指示に従って眼科を受診しますが、場合によっては、術後5日ほど続けて受診をしてもらうケースもあります。

経過に問題がなければ週に1回、2週に1回など、徐々に受診の間隔があいていきますが、途中で眼に強い痛みがある、眼が充血している、視力が急に低下した、見え方がおかしいといった異変を感じたときは、予定がなくても急いで眼科を受診しましょう。

術後の生活で、注意しなければならないのは大きく次の2点です。

①感染症など、合併症の予防

②物理的な刺激による目の外傷の予防

感染症の予防のためには、眼を清潔に保つことが不可欠です。不用意に眼や眼の周囲を手で触ったり、こすったりしないように気をつけてください。特に睡眠中は、無意識に目を触ってしまうのを防ぐために、病院から透明のゴーグルをお渡ししますので、しばらくはそれをかけて眼を保護します。

術後には、炎症や合併症を予防するための点眼薬が何種類か処方されます。点眼をするときは必ず手を洗ってから行い、点眼薬の容器が眼やまつ毛に触れないように注意しましょう。

手術の傷口が落ちつくまでには、だいたい1週間ほどかかります。術後1週間程度は、重いものを持ちあげるなど身体に力の入る作業や、眼を強くつぶるといった動作は避けてください。

そのほか、基本的な日常生活での注意点を次にあげておきますが、患者の眼の状態によっても回復の早さや生活上の注意は変わります。「大丈夫だろう」と自己判断をせず、必ず医師に確認をして指示に従うようにしましょう。

●シャワー、入浴、洗顔、洗髪など

医師から許可が出るまで禁止です。一般的には、洗顔と洗髪は1週間程度で許可される例が多くなっています。入浴は、手術後2～3日頃から許可されることもありますが、顔に石鹸やお湯がかからないように注意してください。

●仕事、家事

手術翌日より、軽作業はしても問題ありません。ただし眼をよく使う仕事やほこりっぽい場所での作業などは避けましょう。

●読書、テレビ、飲食

手術後1週間は、読書やテレビ視聴など、眼を酷使することは避けるようにします。片眼だけの手術の場合、手術していない眼でテレビなどを見るのも避けます。食事は普通でかまいませんが、飲酒は、手術後1週間ほどは禁止です。医師の許可が出てから飲むようにしてください。

●車の運転

必ず医師に相談したうえで、運転を再開してください。視力によっては新たな眼鏡が必要になる場合もあります。

●運動

手術当日は、運動は控えて安静に過ごしましょう。翌日以降は散歩程度であれば問題ありませんが、ほこりや汗などが眼に入らないように気をつけてください。水泳などは、一般に1カ月ほどして許可が出ることが多いですが、必ず医師に相談してからにしてください。

●お化粧

眼の周りを除けば、数日で許可されるのが一般的です。アイシャドウなど、目の周辺のメイクができるようになる目安は1週間ほどです。やはり医師に相談をしてから行いましょう。

白内障手術後の日常生活での注意点

●シャワーや入浴、洗顔、洗髪など

洗顔と洗髪は1週間程度控える。入浴は、手術後2〜3日頃から可能だが、顔にせっけんやお湯がかからないよう注意。

●仕事・家事

眼を酷使する作業は控える。

●読書・テレビ・飲食

手術後1週間は、読書やテレビなどによる眼の酷使は避ける。飲酒は1週間は避ける。

●運転

医師に必ず相談する。視力により、メガネが必要となる場合がある。

●保護ゴーグル

医師から許可があるまでつけておく。特に、寝るときには必ず装着する。

●運動

当日は運動を控え、安静にすごす。

●お化粧

眼のまわりを除けば数日で許可されることが多い。アイシャドウなどは医師に相談する。目安は1週間後ぐらいから。

※手術後は、翌日からの眼の状態により5日間、毎日通院が必要となる場合があるため、予定を空けておくこと。

視力が安定するまでには少し時間がかかる

通常であれば、手術翌日には視力が出ます。遅くても1週間以内にはよい視力が出るはずです。ただし、それ以外にも、まぶしさや色の違い、遠近感のズレなどには慣れるのに時間がかかります。特にハローやグレアについては慣れるまでに半年程度時間がかかることもあります。しかし大半の人も術後1カ月もすると、普段の生活に戻れます。調子がよければ、医師との相談のうえで車の運転や通常のスポーツも行えるようになります。水泳については、衛生面の心配もあるので術後1カ月は控えたほうがよいでしょう。医師に相談して、「よく見える目」での生活を楽しんでください。

その一方で、手術後しばらくの間、眼に異常はなくても見え方に多少の違和感を覚える人も少なくありません。代表的な症状としては「飛蚊症」や、「グレア」「ハロー」があげられます。

「飛蚊症」というのはその名のとおり、黒っぽい小さな虫や糸くずのようなものがちらちらと飛んでいるように見える症状です。

これは、手術で水晶体の濁りがとれたために、それまで見えていなかった眼の組織内の小さな濁りが見えるようになったものです。基本的には心配はいりません。多くの場合、次第に慣れて気にならなくなります。

しかし、急激に飛蚊症が進んだり、視界にチカチカと光が走るように見えるなら要注意です。水晶体嚢は４㎜のスペースがありますが、眼内レンズの厚みは１㎜であるため、３㎜のすき間ができることになります。そのすき間の分硝子体が前に出て、硝子体が網膜から外れ、後部硝子体剝離になることがあります。硝子体が網膜を引っ張り視界がチカチカすることもあるため、医師に相談してください。

また「グレア」は、眼内レンズの説明のところでも触れましたが、眼に入る光がギラギラとして、強いまぶしさを感じる症状です。特に日中の強い日差しや夜間の車のライトを見る際などに、まぶしさを強く感じます。

一方の「ハロー」は光の周りに輪ができて、全体ににじんだように見えるものです。やはり車のヘッドライトや夜間照明などを見るときに、ハローが生じやすくなります。

飛蚊症の見え方一例

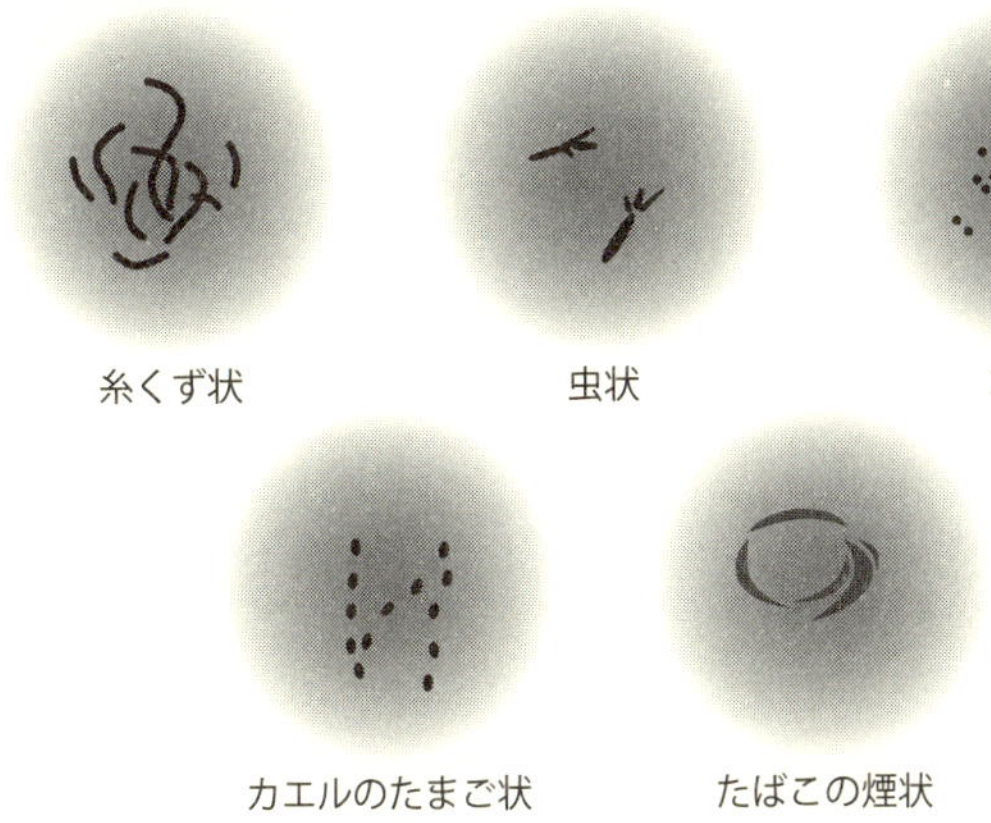

このような浮遊物が見える

グレアとハロー

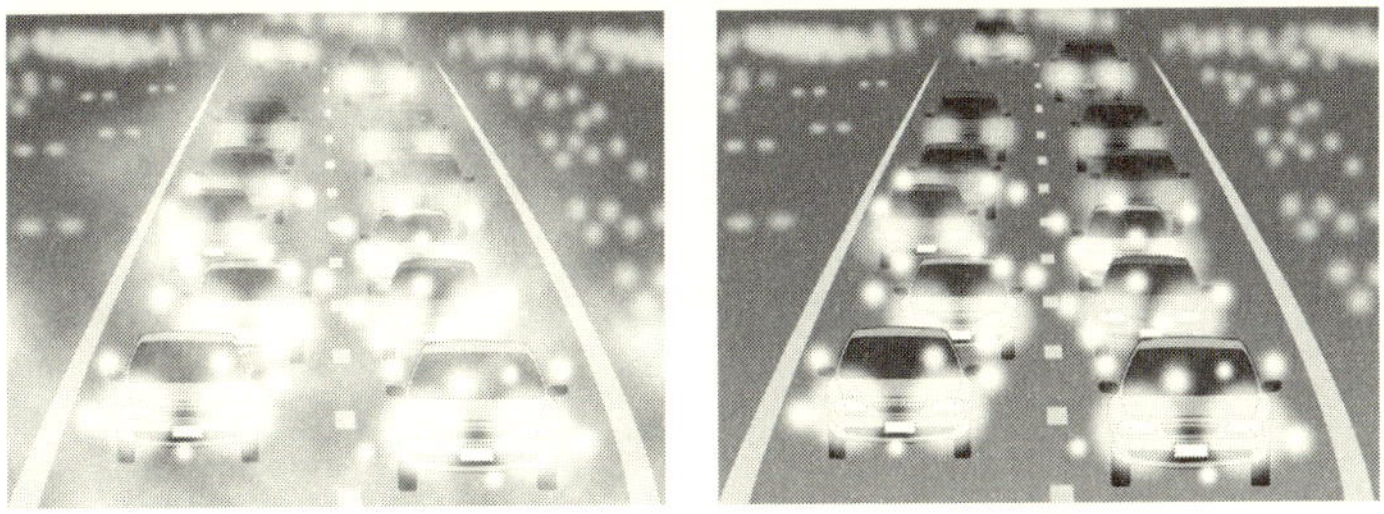

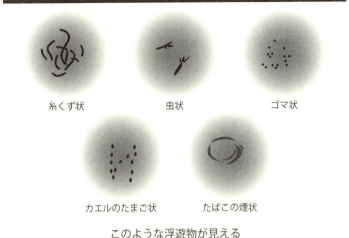

グレア：光がぎらついて見える

ハロー：光がにじんで見える

こうしたグレア・ハローの大部分は、もとの水晶体の濁りをとり除いたために、眼に入る光が多くなり、まぶしさを強く感じるものです。多くの人は慣れれば気にならなくなります。ただ、場合によってはほかの原因が関係していることもあるので、検診時に必ず医師に伝えるようにしてください。光が強すぎて見えにくいと感じる場合は、サングラスの使用を勧めることもあります。

手術後は、手術前と眼に入る光の量が変わりますし、新しい見え方に慣れるまでには誰でもある程度の時間がかかるものです。気になることは医師に相談をし、眼や眼内レンズに問題がなければ、あまり神経質になりすぎないことも大切です。

ただその間も、点眼薬の使用といった医師の指示は引き続き守ってください。
手術後に処方される点眼薬は、抗菌薬、ステロイド系抗炎症薬、非ステロイド系消炎薬の3種類です。このうち抗菌薬とステロイド系抗炎症薬は、1カ月程度の処方ですが、非ステロイド系消炎薬は最大6カ月まで処方されることがあります。
術後2~3カ月して視力が戻ってくると、つい眼を使いすぎてしまう人も少なくありませんが、この時期はまだ眼のバリア機能が完全には回復していません。そこで眼を酷使し続けると、視力が落ちてしまうこともあります。ときには網膜にむくみが出て（黄斑浮腫《おうはんふしゅ》）、失明するケースもあります。

こうした合併症を防いでくれるのが非ステロイド系消炎薬なのです。術後に痛みも違和感もないからといって点眼を忘れてしまうことがないよう、必要ならばご家族も注意して見守ってあげてください。

なお、白内障手術後に新しく眼鏡をつくる人も多くいます。なかには眼鏡をかけると視力が落ちるのではないかという声を聞きますが、そのようなことはありません。特に車に乗るような人は、手術直後につくってもらったほうがよいでしょう。ただし、術後視力が安定するまでには3カ月程度かかるため、すぐにつくるとその後度数が変わる可能性があります。そのことを理解したうえで、眼鏡がすぐに必要であればつくったほうがよいですし、眼鏡なしで我慢できるのであれば待ってもよいでしょう。

術後、1年以内に起こりうる合併症

白内障手術の後、起こる可能性のある合併症についても知っておきましょう。

手術中から術後、比較的早い時期に起こりうる合併症には、後嚢破損《こうのうはそん》、高眼圧症《こうがんあつしょう》、嚢胞様黄斑浮腫《のうほうようおうはんふしゅ》、感染症（術後眼内炎）などがあります。

重い合併症が起こる確率は非常に少なくなっていますが、緑内障や糖尿病性網膜症などの眼の病気のある人はリスクが高く、重症化すると視力に大きな影響が残ることもあります。日頃から眼科医の指示を守り、異変に気づいたら、すぐに眼科を受診してください。

●後嚢破損《こうのうはそん》

白内障手術では、水晶体を覆っている袋（水晶体嚢）を残して水晶体を取り除き、残った袋に眼内レンズを挿入します。

後嚢破損というのは、手術中や手術後にこの袋が破れてしまう合併症です。まれに執刀医の技術の問題で起こることもありますが、患者の眼の組織がもともと弱いために起こることも多く、確率としては1％にも満たないものの、一定の割合で起こる合併症といえます。

ただ後嚢破損が起こっても、専門医が適切な処理を行えばまず問題は残りません。私の経験でも、嚢が破れてその後の処理をきちんと行った人のほうが、破れなかった人と比べても、クリアでよい視力が得られたというデータもあるほどです。

手術中の後嚢破損については医師が処置を行うので心配は不要ですが、術後に後嚢破損が起こると、眼内レンズがずれたり、外れてしまうこともあります。急に見えにくくなったというときは、すぐに眼科を受診しましょう。

●高眼圧症

白内障手術を受けると、一時的に眼圧が高くなることがあります。術後の検診で眼圧上昇が分かったら、点滴や点眼薬などを使用して眼圧を下げます。もともと緑内障

後嚢破損

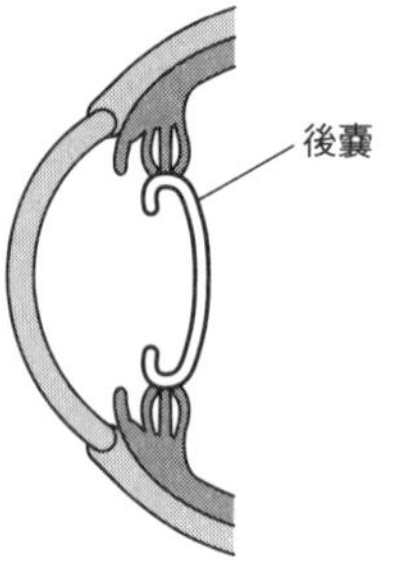

眼内レンズを挿入する際は、水晶体を覆っていた袋(後嚢)の中にレンズを入れて固定する。しかし患者の眼の状態によっては、手術に耐えられず後嚢が破れてしまうことがある。

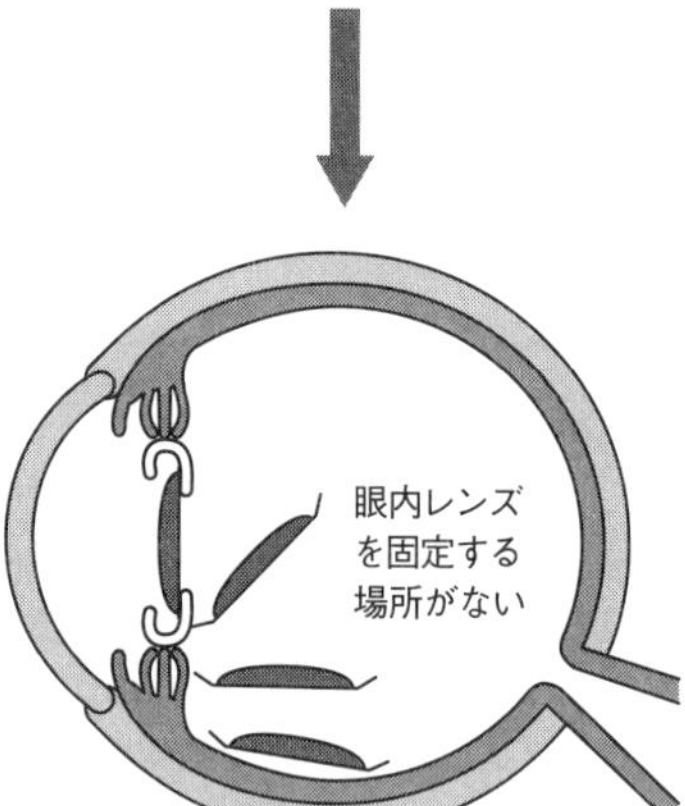

後嚢が破れると、眼内レンズを固定する場所がなくなるため、眼内レンズの挿入が困難になる

やぶどう膜炎などのある人は、特に注意が必要です。

●囊胞様黄斑浮腫《のうほうようおうはんふしゅ》

手術後に、炎症によって網膜の黄斑部という部分にむくみが出るものです。糖尿病性網膜症のある人や、術後に点眼薬の使用や生活上の注意を守らなかった場合に起こりやすくなります。症状は視力低下や、ものがゆがんで見えるのが特徴（変視症）です。軽症の場合は、自覚症状がないこともあります。

●感染症（術後眼内炎）

手術後に目に細菌感染が起こり、化膿してしまうのが術後眼内炎です。発生頻度は、手術2000～3000件に1件の割合です。

眼内炎には2種類あり、特に怖いのが術後3日～1週間ほどの間に起こる強毒菌による眼内炎です。痛みを伴うこともあり、急激に視力が失われます。この場合、緊急に病院で処置を受ける必要があります。もうひとつは弱毒菌による眼内炎で、ほとんどが術後1カ月～数カ月の間に起こります。

白内障手術後に起こりがちな症状への対応

●濁りがとれたために起こる「飛蚊症」

黒い小さな点や糸くずのようなものが見え、眼を動かしてもそれがついてくるように見える症状。水晶体の濁りがとれ、眼の中に光がよく届くようになるため、いままで見えなかった濁りまで見えるようになってしまう。多くの場合、心配いらない。

●「糖尿病網膜症」は、すぐ治療をはじめる

糖尿病網膜症を併発しているときは網膜症の手術を先に行うが、水晶体が濁って網膜が見えにくい場合には、白内障の手術を優先させることも。白内障の手術で視力が回復すると、治ったように感じることもあるが、手術がきっかけで網膜症が進むこともあるので注意が必要。引き続き網膜症の治療を行う。

●緑内障を引き起こす「高眼圧症」

白内障手術を受けると、眼圧が急に上がってしまうこともある。特に、緑内障の人は、眼圧が上がりやすいので要注意。眼圧が上がったら、点滴や点眼薬ですぐに下げる。

●ものが歪んで見えたら「囊胞様黄斑浮腫」を疑う

手術後、炎症が原因で「囊胞様黄斑浮腫」を発症することがある。網膜の中にある黄斑部という場所が腫れて、視力が低下したりものが歪んで見えたりする症状（変視症）。軽症では自覚がないものもあるのできちんと検診を受けること。

術後1年以降も起こりうる合併症

白内障手術の後、1年以上が経過してから、合併症が起きることもあります。中でも比較的多いのが、視力の低下や目のかすみなどが出てくる「後発白内障」です。また眼内レンズの固定が悪かったり、嚢などの組織が弱くなったりすると、眼内レンズが傾いたり（偏位）、外れてしまう（脱臼）こともあります。

手術後に時間が経ってからもこうした合併症のリスクは残りますから、異常を早い段階で発見するためにも、定期的に眼科の受診を続けることが大切です。

●後発白内障

白内障手術を受けた人の1割ほどは、術後1～2年の間に「後発白内障」を発症します。これは、眼内レンズを挿入した水晶体嚢の後ろ側が濁ってくる病気です。手術後に残った水晶体の細胞が増殖することで起こる症状で、術後、数年経ってから発症する人もいます。

後発白内障が起こると、視力低下や目のかすみ、光をまぶしく感じるなど、白内障とよく似た自覚症状が現れます。「白内障が再発した」と落胆する人も多いのですが、細胞は生きているかぎり増えるものなので、遅かれ早かれ起こるものです。

後発白内障は外来で簡単に治療ができます。濁った嚢の一部をレーザーでとり除く治療で、ほとんどの場合は数分で終わり、再発の心配もありません。

●眼内レンズの偏位、脱臼

手術をしたあとに、眼の状態の経年変化や何らかの理由で、眼内レンズが本来あるべき位置から動いてしまうことがあります。急に視力が低下した、ものがぶれて見える、焦点があわなくなったというときは、眼内レンズの偏位、脱臼の可能性もあるので、眼科を受診しましょう。

この場合は再手術をして、レンズを正しい位置に戻す必要があります。また眼内レンズの種類や周辺組織の状態によっては、眼に眼内レンズを縫いつける手術が必要に

後発白内障

白内障手術直後

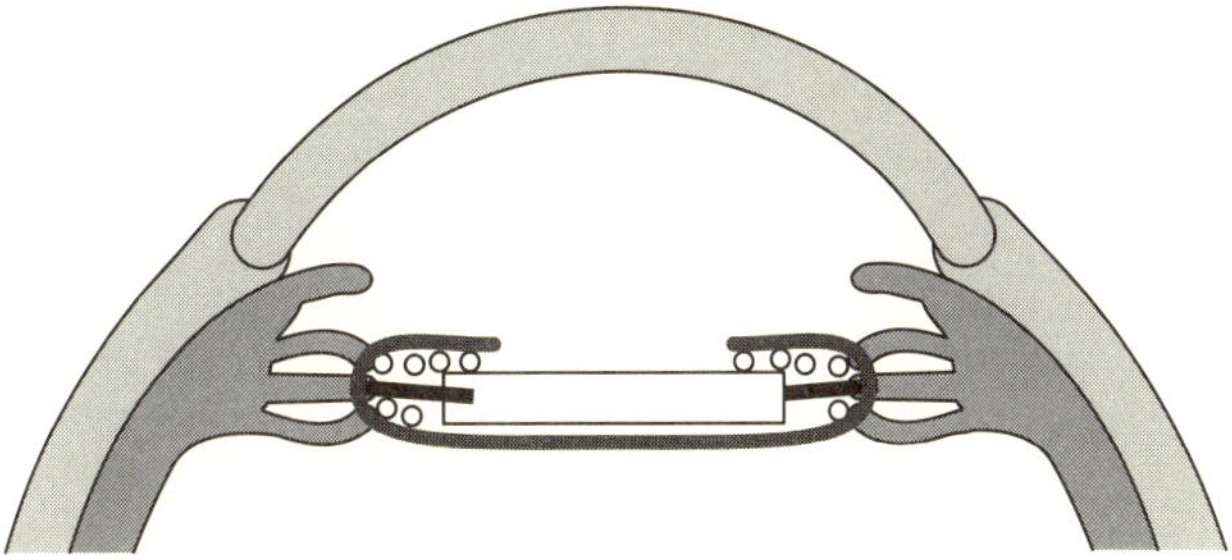

水晶体嚢の中に少量の細胞が残りますが、
嚢は透明なので、視機能は良好です。

後発白内障

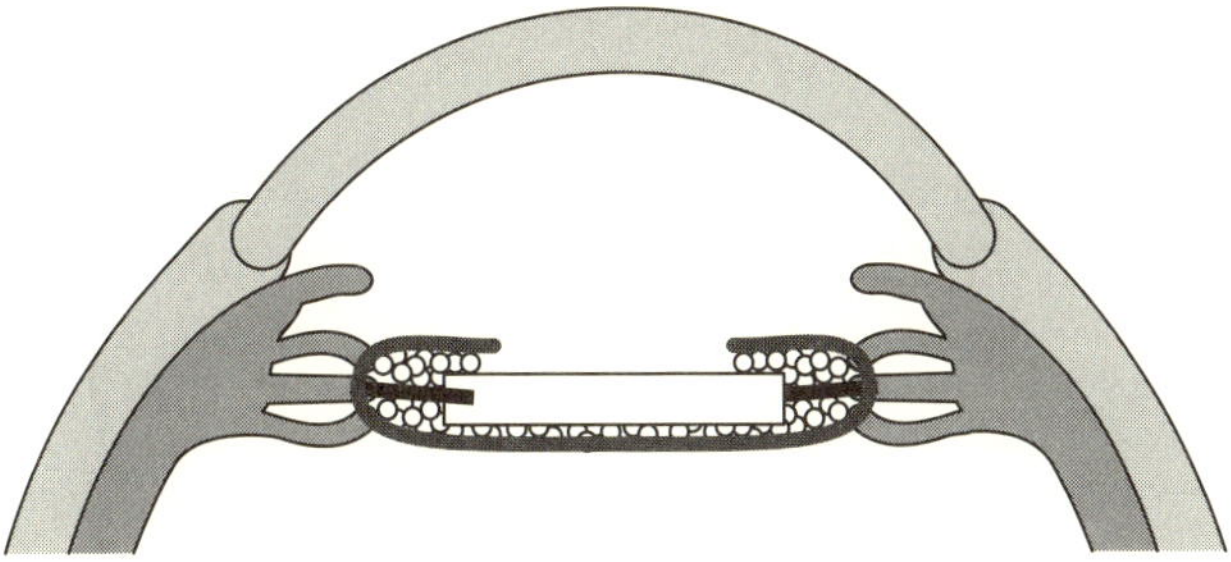

残った細胞が増殖して水晶体嚢が混濁し、
眼内に光が入りにくくなり、視機能が低下してしまいます。

なることもあります。

術後の「補正」はどのように行うか

手術の際には精密なデータ計測をして近視や遠視の度数合わせを行い、最善の見え方を決めています。それでも、ときには計測データと実際の見え方に微妙な誤差が生じ、術後に補正が必要になることがあります。

そういう場合、従来は眼鏡で調整をするか、エキシマレーザーなどの機器で角膜を削る方法がとられていましたが、最近は補正の技術もさらに進化してきています。

ひとつには、白内障手術を行うフェムトセカンドレーザーで角膜屈折矯正の補正が行えるようになっていること、そしてもうひとつはアドオン（2枚目）レンズでの矯正が可能になったことです。すでに入っている眼内レンズはそのままで、さらに2枚目の眼内レンズを入れることで、さまざまな補正ができます。必要な場合は、医師と

眼内レンズ脱臼

①正常な眼内レンズ

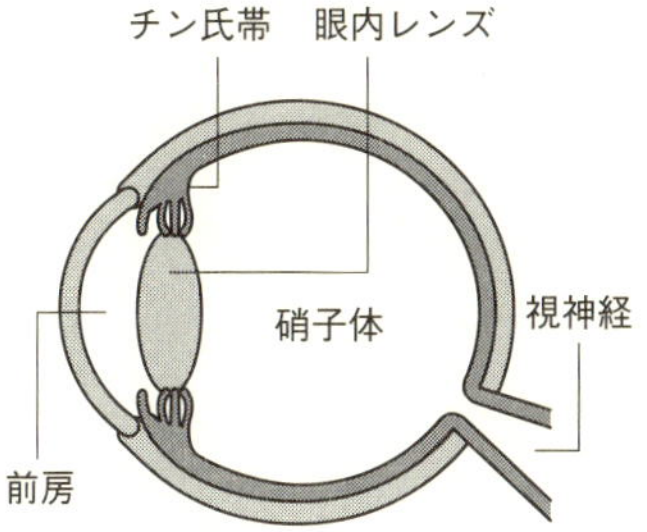

眼内レンズが、チン氏帯によってきちんと固定されている。

②脱臼を起こした眼内レンズ

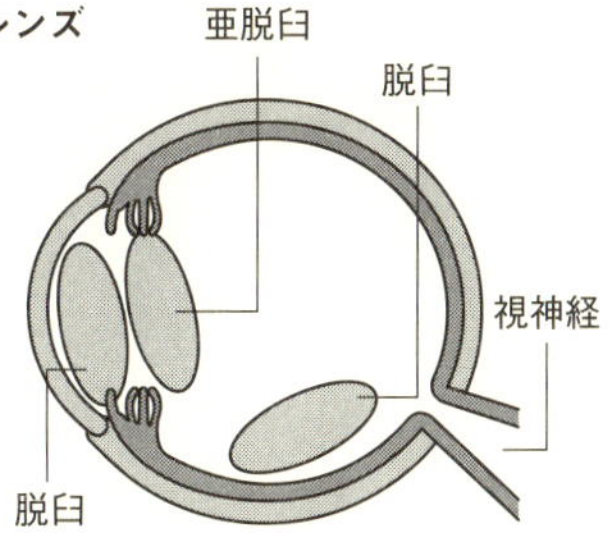

チン氏帯が衰え、眼内レンズを支えられなくなる。
目の後方に落ちてしまったり、ずれてしまうこともある。

相談をして補正方法を検討しましょう。

眼内レンズの入れ替えは可能だが、リスクもある

それでは過去に白内障手術を受けた人が、今の見え方に不満や不便さがあり、すでに入っている眼内レンズを見直したいというときは、どうすればいいでしょうか。

最近は私のクリニックでも、白内障手術の経験者からの相談が増えています。

ここ数年で多くなっているのが「過去に単焦点眼内レンズを入れている。当初はよく見えたが、年齢が高くなって見えにくくなってきた」とか、「10年くらい前に手術をして単焦点眼内レンズを入れたけれど、最近になって登場した多焦点眼内レンズに変えたい」といった訴えです。

この場合の対応策には、2とおりの方法があります。

ひとつは、眼に入っている眼内レンズを取り出し、新しい希望の眼内レンズに入れ替える方法です。

ただし、これはかなりリスクが高い方法です。白内障手術後、時間が長く経過していると、水晶体囊と眼内レンズが癒着していることもありますし、加齢によって囊が弱くなっていることもあります。そういう状態で無理に眼内レンズをとり出そうとすると、水晶体囊を傷つけてしまい、新しい眼内レンズの再挿入ができなくなる恐れがあるからです。

水晶体囊が使えなくなった場合は、眼内レンズを眼に直接縫いつける強膜固定術になることもあります。

眼内レンズの取り換えのリスク

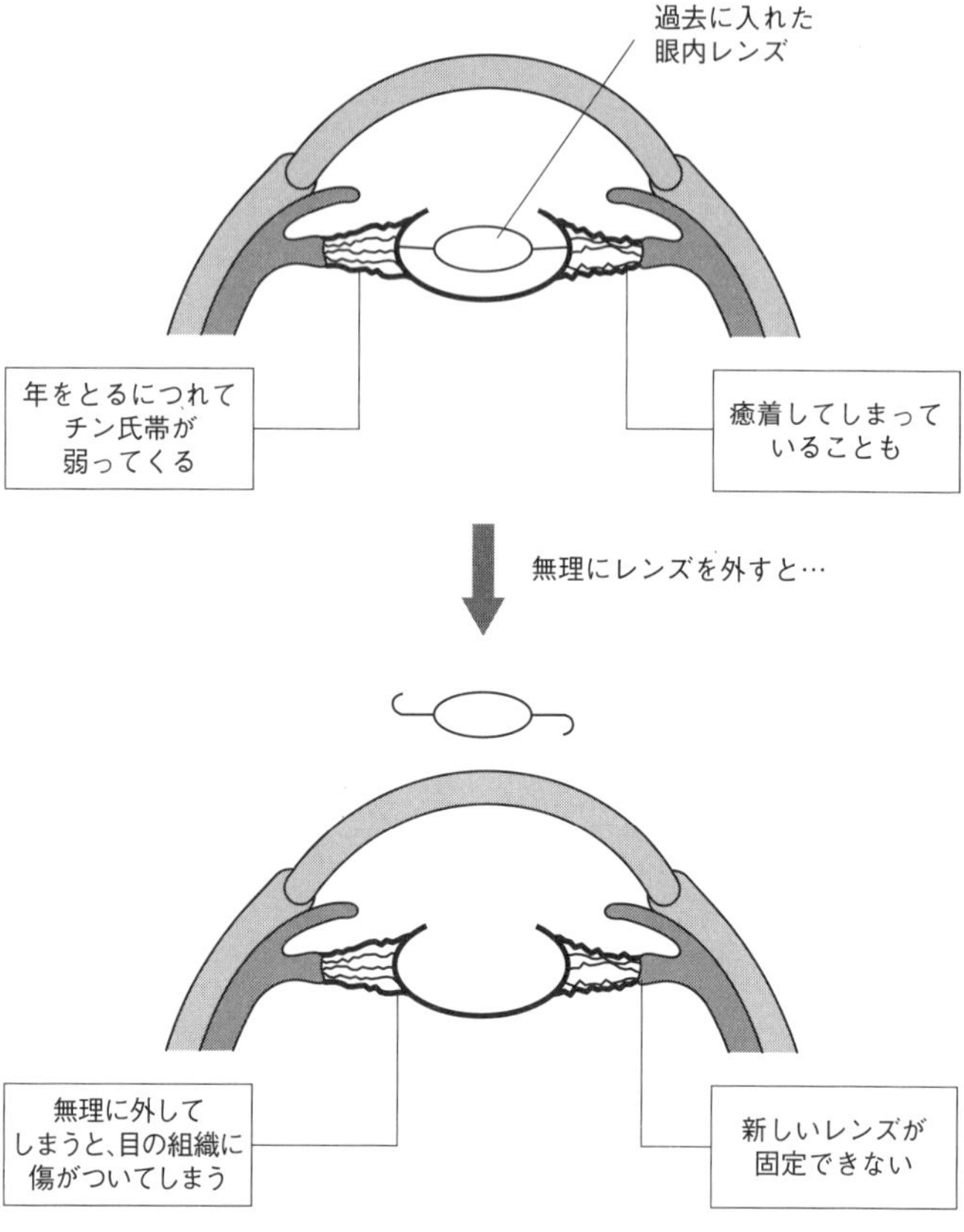
過去に入れた
眼内レンズ
年をとるにつれて
チン氏帯が
弱ってくる
癒着してしまって
いることも
無理にレンズを外すと…
無理に外して
しまうと、目の組織に
傷がついてしまう
新しいレンズが
固定できない

2枚目の眼内レンズで、完璧な度あわせを実現

そして、もうひとつの方法が、2枚目のレンズとして、後のせタイプのアドオン(add on)レンズを入れることで、希望の見え方を実現する方法です。これは眼内レンズを入れ替えるよりも安全性が高い手術ですが、費用は自費診療になります。

後のせタイプの眼内レンズとは、白内障手術で眼内レンズを挿入した後に、追加で挿入できる眼内レンズで、水晶体嚢と虹彩の間の毛様溝という部分に挿入します。

これによって白内障手術で矯正しきれなかった近視、遠視、乱視を補正できるほか、単焦点眼内レンズを入れている人では、多焦点の後のせ眼内レンズを入れることで遠くも近くも眼鏡なしで(眼鏡の使用を減らして)見ることができます。

また過去に片眼だけ眼内レンズを挿入していて、もう一方の眼も白内障が進んできたといった場合、一方の眼には通常の白内障手術をし、過去に手術済みの眼には2枚

目の眼内レンズを入れて、両眼の見え方をあわせることもできます。

後のせタイプの眼内レンズ挿入も、通常の白内障手術と同様に、短時間で負担の少ない手術で行うことができます。

ただし安全性が高いとはいえ、どのような手術にも必ず感染症などのさまざまなリスクが伴います。主治医とよく話し合って方針を決めるようにしてください。


こうして見てみると、白内障の治療では、手術自体と同じくらい、術後の検診や補正なども重要であるということがよく理解できるはずです。

手術が終わった後も定期的に眼科を受診し、その時々に必要なケアやメンテナンスを行って、「一生よく見える目」を維持していってください。

2枚目のレンズを入れる方法

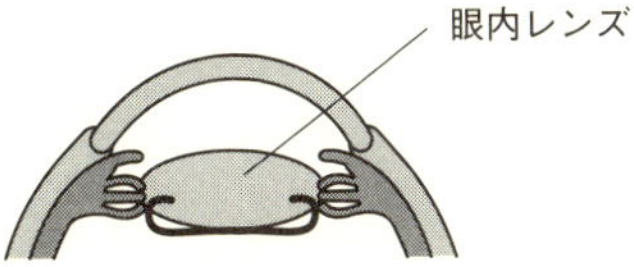

すでに眼内レンズが挿入された状態。以前の白内障手術で近視や乱視、遠視が完全に調整できない場合や単焦点レンズを入れている場合、2枚目のレンズを検討する。

+

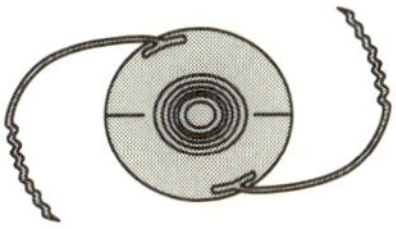

もう1枚
レンズを追加

もともと入っている眼内レンズの手前の毛様溝という部分に、多焦点のアドオンレンズを挿入する。

=

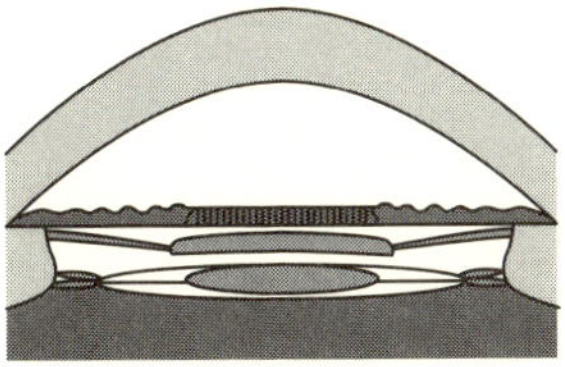

万が一アドオンレンズがあわなかった場合、摘出してもとの状態に戻すことができる。

第6章

自分にあった「最適な治療とケア」で、クリアな視界を手に入れた患者たち

【症例①】60歳女性　Aさん

60代になって白内障手術を経験。
近視状態に調整し、快適な視力を取り戻した

Aさんは、もともと近視が強く出ていました。60歳を超えて白内障の症状が出はじめ、私のクリニックにやってきました。

通常近視のある患者は、もともと手もとがよく見えている状態に慣れているため、手術時にピントをあわせる際も弱めの近視状態に調整することをお勧めします。しかし、Aさんは「これまで遠くが見えなかったので、どうしても遠くが見えるようになりたい」と、ほかのクリニックで手術を行いました。

術後、Aさんの視力は両眼1・2にまで復活しました。しかし、しだいにAさんは近くが見えないことに戸惑いを感じるようになります。遠くはよく見えるのですが、手もとがまったく見えません。かといって眼鏡をかけると、遠くも近くもよく見えすぎて気分が悪くなるほどです。

60歳女性　Aさん

最初に受けた白内障手術後の眼の状態

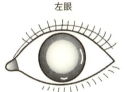

右眼　　左眼

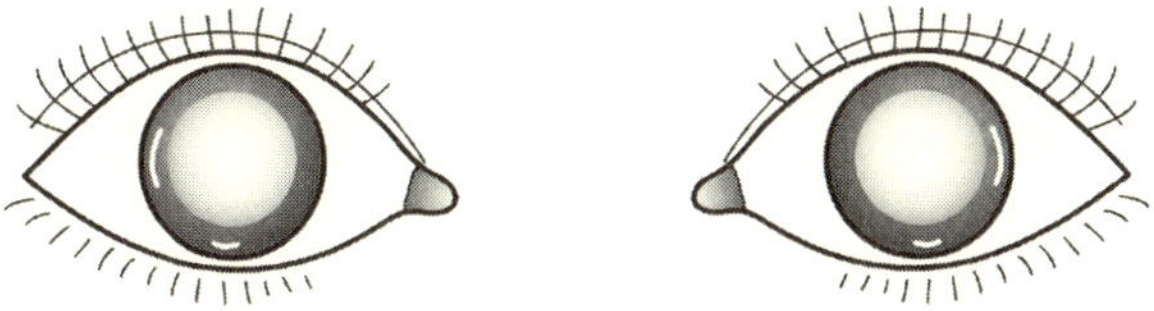

1度眼の白内障手術で遠くが見えるように調整
視力は1.2になったが近くのものが見えづらい

再手術後の眼の状態

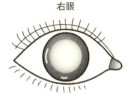

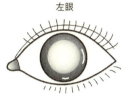

右眼　　左眼

2枚目のレンズを挿入
多焦点レンズを入れて遠くも近くもよく見えるように

困り果てたAさんは再び私のクリニックを訪れ、「視力が出すぎてつらい。なんとかなりませんか」というのです。

そこで、再びAさんを軽い近視状態にする手術を行いました。まず、今入っている単焦点レンズの上に、多単焦点レンズを重ねて入れることで調整しました。

現在Aさんは、近くの距離は眼鏡なしでもはっきり見えるようになり、運転など遠くを見る場合は眼鏡をかけて過ごしています。

「どうしても遠くが見えるようになりたかったが、見え方に慣れないとこんなにストレスを感じるとは思わなかった。二度目の手術でようやく見えやすくなりました」と喜んでいます。

【症例②】80歳男性　Bさん

もともと強い近視があり、高齢になって白内障も進行。
単焦点眼内レンズのトーリックタイプで乱視も矯正

Bさんは40代の頃に、近視矯正のために眼内レンズであるICLを入れていました。しかし、右眼のみ白内障を発症してしまいました。ICLは眼球内の虹彩と水晶体の間にレンズを移植して、近視や乱視を治す方法なので、白内障になってもこのレンズを外して水晶体をとり除き、眼内レンズを入れることで治療が可能です。

そこで、白内障ではない左眼のみICLを残し、右眼はICLをとり出して多焦点レンズを入れました。すると、近くも遠くもよく見えるようになり、遠くを見るときにも裸眼で生活できるようになりました。

80歳男性　Bさん

手術前の眼の状態

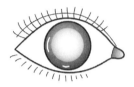

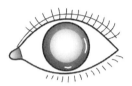

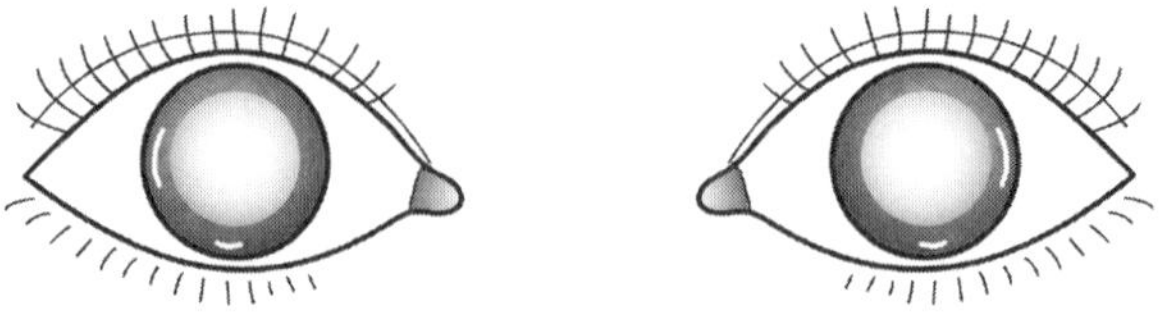

近視矯正用の眼内レンズICLを利用
↓
右眼に白内障を発症

手術の内容と眼の状態

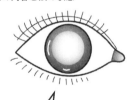

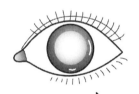

ICLをとり出し
多焦点レンズを挿入
遠くも近くも見えるように

手術は施さず
ICLをそのまま残す

【症例③】61歳男性　Cさん

過去に片眼の白内障手術を経験。
もう一方の眼の手術時に、多焦点眼内レンズを選択

60代に入ったばかりのCさんは、50代のときに左眼だけ白内障手術を受け、他院で単焦点眼内レンズを挿入しています。その際に近視を治してほしかったのに、眼科医にあまり説明もなく近視に調整され、不便さをがまんしていたとのことです。

そして60代になって右眼も白内障が進んできて、手術を希望されて私のクリニックを受診されました。そこで「遠くも近くも眼鏡なしで見える手術があると聞いたが、ここでもその手術はできますか?」と尋ねられるので、私が「もちろんできます。ただし全額自費になりますよ」と答えると、「自費でいいのでお願いします」と承諾されました。

検査をしてみると、単焦点眼内レンズが入っている左眼は眼鏡をかけた状態での矯正視力が1・5、右眼は矯正視力が1・0と、白内障があっても視力はかなり出てい

61歳男性　Cさん

最初に受けた白内障手術後の眼の状態

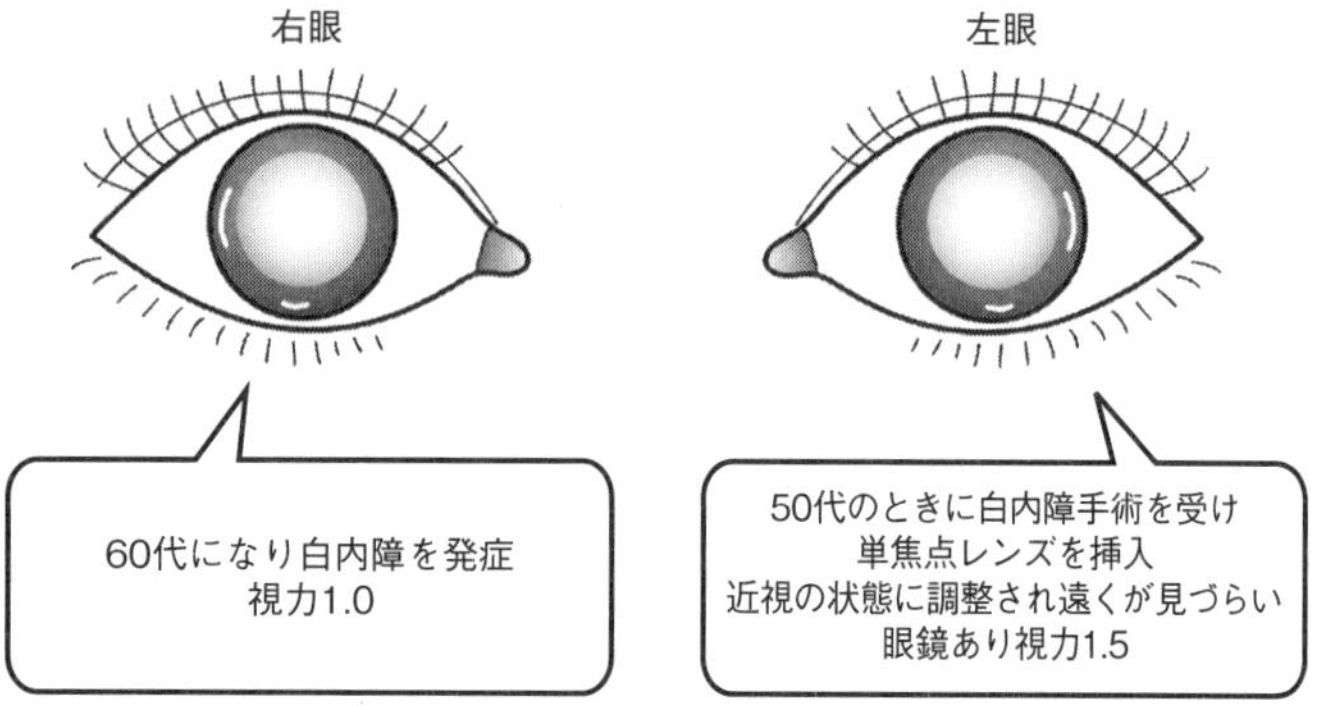
右眼
左眼
60代になり白内障を発症
視力1.0
50代のときに白内障手術を受け
単焦点レンズを挿入
近視の状態に調整され遠くが見づらい
眼鏡あり視力1.5

手術後の眼の状態

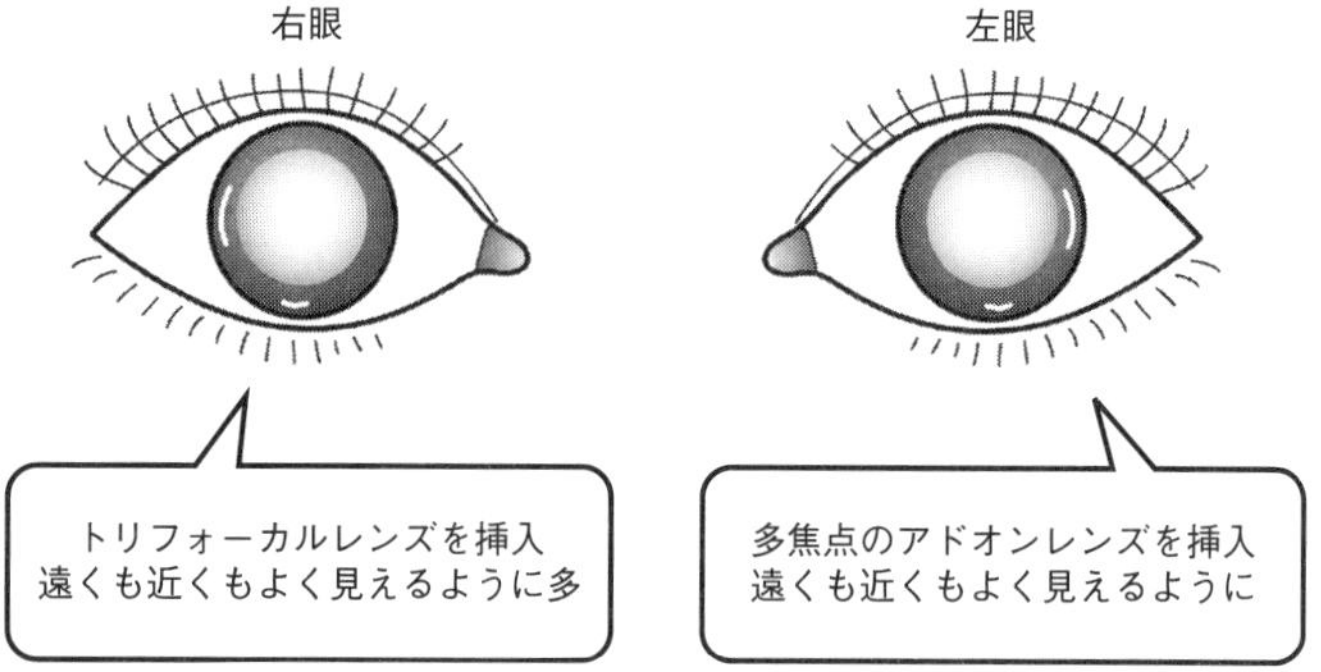
右眼
左眼
トリフォーカルレンズを挿入
遠くも近くもよく見えるように多
多焦点のアドオンレンズを挿入
遠くも近くもよく見えるように

ました。

が、Cさんの強い希望もあり、右眼にトリフォーカル（3焦点）レンズ、手術済みの左眼に多焦点のアドオン（2枚目）レンズを入れる方針に決定しました。

手術によりCさんは、裸眼で遠方が1・0以上の視力、近見視力は0・9、中間視力も右眼0・6、左眼0・8と「遠くも近くも、すべて眼鏡なしでよく見える」状態になりました。保険診療外の眼内レンズを2枚入れているので費用は高額になりましたが、Cさんご本人も「遠くも見えるし、新聞もすべて裸眼で読める」と非常に満足されています。

【症例④】71歳男性　Dさん

片眼のケガで角膜移植・乱視あり。
白内障手術で眼鏡なしの生活を手に入れた

建設業のDさんは、57歳のときに左眼にドリルが当たるという事故にあい、他院で眼内レンズを挿入し、さらに角膜移植も行っていました。角膜移植のため乱視も強く出ていて、左眼はコンタクトレンズでないと乱視を矯正できないと言われたとのことでした。

事故から十数年が経過して70代に入り、右眼も白内障で見えにくくなってきたため、私のクリニックを受診して手術を希望されました。

Dさんはこれまでもコンタクトレンズで過ごしてきたし、職業柄眼鏡をかけずに済むならそのほうがよいということで、多焦点眼内レンズを希望しました。新たに手術をする右眼にトリフォーカル（3焦点）レンズ、角膜移植をした左眼もアドオン（2枚目）レンズで視力の補正と乱視矯正をする、という方針としました。

手術後は、右眼の視力が1・5、左眼が1・0、近見視力は右眼0・9、左眼0・3、中間視力は右眼0・8、左眼0・4という視力になりました。

角膜移植をしている左眼は近くのものが少し見えにくいものの、仕事や日常生活では不便がなく、術前に比べてコンタクトレンズを装着する手間もいらなくなり、非常に快適だと喜んでおられます。

71歳男性　Dさん

白内障手術前の眼の状態

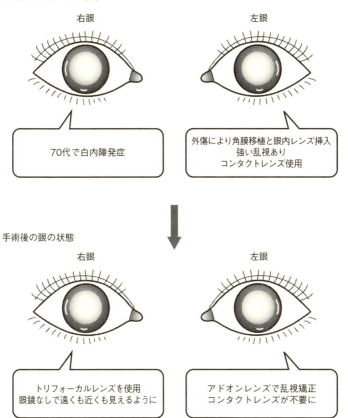

右眼　　　　左眼

70代で白内障発症

外傷により角膜移植と眼内レンズ挿入
強い乱視あり
コンタクトレンズ使用

手術後の眼の状態

右眼　　　　左眼

トリフォーカルレンズを使用
眼鏡なしで遠くも近くも見えるように

アドオンレンズで乱視矯正
コンタクトレンズが不要に

あとがき

現在、わが国では白内障手術が急増しています。

白内障が進行してくる高齢世代が増えていますし、日帰りでの簡単な手術法が普及し、手術ということへのハードルが以前より低くなっていると感じます。

さらにフェムトセカンドレーザーという機械による白内障手術や、海外のプレミアム眼内レンズなど、ここ数年でも新しい治療技術が同時進行でどんどん生まれている、というのが白内障治療の現状です。

私は2013年に、白内障治療について広く一般の方々に知っていただきたいことを著書『手術法とレンズで選ぶ　白内障治療』にまとめましたが、そのときと比べてもいろいろと状況が変わってきている点があり、それを新たにお伝えしたいと思い、今回本書を執筆することにしました。

私は眼科医になって今年で41年です。白内障治療のキャリアはもうすぐ半世紀に達しようとしています。

私が若かった頃は今の白内障治療の主流である「超音波乳化吸引法」はまだなく、すべて手技での手術でしたし、手術を繰り返すことで必死に技術を磨いてきました。時代とともに手術法や眼内レンズは進化しましたが、ずっと手術室で患者に向かい続ける生活は変わらず、今でも多いときは1日に100件の白内障手術を手がけることもあります。

このように約半世紀にわたって白内障治療に向き合ってきた私からすると、特に昨今、少し気になる状況も出てきています。

それは、新しい手術法や最新の高機能眼内レンズについての正しい情報が、一般の方々に伝わっていないのではないか、ということです。

たとえば、フェムトセカンドレーザーや高機能眼内レンズについて「それで治療しさえすれば、誰でも若いときのようなよく見える目をとり戻せる」――。そういった夢のような治療法として紹介される例が目立つようになっています。

そのため、患者の皆さんも高い期待をもって（多くの場合、高額な費用をかけて）手術を受けるのですが、実際に手術を終えてから「思ったような視力・見え方と違う」と気づいて落胆し、その後も不満を抱えながら人生を過ごしている。そんなケースが増えているのです。

そうしたミスマッチの結果、眼内レンズを見直したいという要望も多く、私もここ数年ですでに40枚以上、眼内レンズの交換を手がけました。


皆さんには、ここで少し落ち着いて考えてみてほしいのです。

そもそも「最新の技術であれば、必ず満足ができる治療結果が得られる」と考えるのは危険です。人気が高まっているフェムトセカンドレーザーの白内障手術にしても、もちろん優れた点も多くありますが、私から見れば短所もあります。

また「どこにでもピントがあって眼鏡なしでよく見える」という海外の高機能眼内レンズも、やはり製品ごとに特徴があり、思わぬ副作用のリスクもあります。新しい眼内レンズはこれまでの製品を超える機能が加えられている反面、それを長く挿入したときにどのような副作用が起こるかは、まだ分かっていないことも多いのです。どれほど優れた眼内レンズでも「人の水晶体と同じ」というものはありませんから、いい点があれば、必ず悪い点もあると考えるべきでしょう。

つまり、すべての希望を叶える＝「若いときの目を完全に再現できる」といった夢のような手術法や眼内レンズは存在しない、ということです。これから白内障手術を検討される方々は、その前提をしっかり理解したうえで、手術法や眼内レンズをよく検討して選択してほしいと思います。

そして白内障治療によって「何をどのように見たいのか」「術後にどういう生活を送りたいのか」を想像しながら、主治医との話し合いを重ね、「自分にとっての満足のいく結果」をぜひ叶えていただきたいと思います。

私たち人間にとって、目はとても重要な感覚器官です。

白内障が進んで目が見えにくくなると気力も生活力も落ちてしまいますし、認知症が進みやすくなるとの指摘もあります。反対に、白内障を治療してよく見える目になれば、「まだまだ仕事を頑張るぞ」「やりたかった趣味や旅行をもっと楽しもう」と、生きる活力がわいてくるものです。

一億総活躍社会や働き方改革が叫ばれるなかで、これからは社会や地域でますます年配の人の力が求められるようになりますから、今後も白内障治療の件数はさらに増えていくことでしょう。

現在の最新技術が、ゴールではありません。私たち眼科医がそれに応えていくためには、白内障手術について十分な専門知識と高い技術をもった若手医師の育成が不可欠です。私のクリニックグループでも、若手医師の技術向上のためのネットワークを独自に構築し、安全で精度の高い白内障治療を行える人材育成を目指しています。私もいずれは白内障手術をすることになるでしょう。そこで自分自身も安心して使える眼内レンズ、そして何より、安心してまかせられる医師の開発・育成に力を入れているのです。

そして私自身も、眼科医のキャリアが半世紀を超えたとしても、今後も「よりよい治療・患者のための治療」を追いかけて、走り続けていきたいと思っています。

市川一夫（いちかわ・かずお）

医学博士
株式会社中京メディカル代表取締役社長
中京グループ会長
医療法人いさな会　中京眼科　視覚研究所所長
JCHO中京病院　眼科顧問
日本眼内レンズ屈折手術学会理事
日本眼光学学会理事
日本産業・労働・交通眼科学会理事
日本臨床眼科学会専門別研究会「色覚異常」世話人

1952年愛知医科大学医学部医学科卒業。83年、名古屋大学大学院医学研究科博士課程　外科系眼科学専攻。社会保険中京病院眼科医長、主任部長を経て現在顧問。眼科医療の世界では一人の医師が行う白内障治療手術の平均が年間200～300眼程度とされるなかで、年間2500眼以上を執刀し生涯執刀数は80000眼を超える。

82年、白内障治療手術における色視力に着目。世界初の着色眼内レンズを開発し商品化する。92年米国ASCRS（AmericanSocietyofCataractandRefractiveSurgery）のフィルムフェスティバルにて“NaturalViewIOL（NV-IOL）andchromatopsia”（眼内着色レンズ）の題名で1stPrizeを獲得。

94年、中京病院を中核とするクリニックグループを支援する株式会社中京メディカルを設立し眼科専門医の指導育成にも尽力する。

装丁
カバー　幻冬舎メディアコンサルティング／佐々木博則
本文　　荒井雅美

「一生よく見える目」を手に入れる
白内障手術

2018年3月20日　第1刷発行

著者　　市川一夫
発行人　久保田貴幸

発行元　株式会社 幻冬舎メディアコンサルティング
〒151-0051　東京都渋谷区千駄ヶ谷4-9-7
電話 03-5411-6440（編集）

発売元　株式会社 幻冬舎
〒151-0051　東京都渋谷区千駄ヶ谷4-9-7
電話 03-5411-6222（営業）

印刷・製本　シナノ書籍印刷株式会社

検印廃止

ISBN 978-4-344-91549-7　C0095
幻冬舎メディアコンサルティングHP
http://www.gentosha-mc.com/